Luciene Rodrigues Barbosa
Fagner Pereira da Silva

Processo de nascimento: A tomada de decisão das mulheres relativamente ao local de nascimento

Luciene Rodrigues Barbosa
Fagner Pereira da Silva

Processo de nascimento: A tomada de decisão das mulheres relativamente ao local de nascimento

ScienciaScripts

Imprint

Any brand names and product names mentioned in this book are subject to trademark, brand or patent protection and are trademarks or registered trademarks of their respective holders. The use of brand names, product names, common names, trade names, product descriptions etc. even without a particular marking in this work is in no way to be construed to mean that such names may be regarded as unrestricted in respect of trademark and brand protection legislation and could thus be used by anyone.

Cover image: www.ingimage.com

This book is a translation from the original published under ISBN 978-620-8-01241-0.

Publisher:
Sciencia Scripts
is a trademark of
Dodo Books Indian Ocean Ltd. and OmniScriptum S.R.L publishing group

120 High Road, East Finchley, London, N2 9ED, United Kingdom
Str. Armeneasca 28/1, office 1, Chisinau MD-2012, Republic of Moldova, Europe
Printed at: see last page
ISBN: 978-620-8-14639-9

FAGNER PEREIRA DA SILVA

LUCIENE RODRIGUES BARBOSA

PROCESSO DE PARTO: O PROCESSO DE DECISÃO DA MULHER RELATIVAMENTE AO LOCAL DE PARTO

RESUMO

Introdução: A escolha do local de parto é uma decisão crucial para a mulher, refletindo sua autonomia e papel central no processo de nascimento. Entre as opções mais discutidas estão o parto domiciliar e o parto hospitalar, cada um com suas vantagens, desafios e controvérsias. A humanização do parto e a redução da medicalização excessiva são temas centrais nesse debate, influenciando as percepções e decisões das mulheres sobre onde dar à luz.**Objetivo:** Este estudo tem como objetivo investigar e analisar os fatores que influenciam a escolha do parto domiciliar em comparação com o parto hospitalar, explorando as experiências, percepções e motivações das mulheres, bem como o papel dos profissionais de saúde, especialmente os enfermeiros, neste processo de tomada de decisão.**Metodologia:** Este estudo utilizou uma abordagem qualitativa baseada numa revisão da literatura e na análise de estudos de caso. Foram selecionados artigos publicados entre 2009 e 2016 que exploram a escolha do local de nascimento, com enfoque nas experiências das mulheres e no papel dos profissionais de saúde. A análise foi realizada utilizando a estratégia PICO (Patient, Intervention, Comparison, and Outcome), adaptada para uma scoping review. **Resultados:** Os resultados indicaram que a escolha do parto domiciliar está fortemente associada a factores emocionais, como a confiança da mulher no seu corpo e a autonomia durante o processo de parto. Os factores sociais, como o apoio familiar e as interações com os profissionais de saúde, também desempenham um papel significativo. O papel do enfermeiro é destacado como fundamental no apoio às decisões da mulher e na prestação de cuidados seguros e humanizados durante o parto domiciliar. **Conclusões:** A escolha entre o parto domiciliário e hospitalar é complexa e multifacetada, envolvendo uma combinação de factores emocionais, sociais e relacionados com a saúde. Os enfermeiros têm papel fundamental na promoção do parto seguro e humanizado, seja em casa ou no hospital. É fundamental que esses profissionais estejam capacitados e alinhados com políticas de saúde que respeitem a autonomia da mulher, promovendo um ambiente de cuidado acolhedor, seguro e centrado nas necessidades da parturiente

Palavras-chave: **Saúde da mulher; Parto domiciliário; Enfermagem.**

ÍNDICE DE CONTEÚDOS

1 INTRODUÇÃO

Historicamente, o parto era um evento a ser vivenciado no espaço doméstico, cabendo às mulheres e aos familiares a responsabilidade de resguardar e cuidar da mãe e do recém-nascido, integrando-os ao contexto familiar com base no conhecimento empírico. Com o passar do tempo, as mudanças sociais contribuíram para que a gravidez e o parto se tornassem domínio da obstetrícia (CASTRO, 2015).

A partir do século XX, no Brasil, houve uma intensificação da hospitalização do parto, o que promoveu o uso da medicalização e o controle sobre o período de gestação e puerpério. Esse modelo assistencial, baseado no modelo americano, é caracterizado pelo uso de intervenções, pela busca da institucionalização e pelo objetivo de minimizar os riscos através da adaptação de novas tecnologias (SANTOS, 2015).

Assim, o parto, que antes era vivenciado como um processo natural e pessoal, "passou a ocorrer em instituições de saúde com a presença de vários indivíduos conduzindo esse processo, o que consequentemente levou à submissão da parturiente, que deixou de ser o foco principal desse momento tão especial de sua vida" (SILVESTRE, 2014; SANTOS, 2015).

De acordo com as recomendações da OMS (1996), o parto normal não deve envolver medicalização, e o seu acompanhamento deve envolver o uso de um mínimo de intervenções necessárias. Os cuidados devem promover a utilização de tecnologias ligeiras, sempre que procedimentos mais simples sejam igualmente eficazes.

Nesse contexto, a retomada do parto domiciliar, segundo o Programa HumanizaSUS, é vista como:

> "um dispositivo de humanização dentro da saúde pública, reconhecendo que a escolha do local de parto deve ser baseada principalmente no respeito à autonomia e ao protagonismo feminino, pois a escolha do local de parto é um direito reprodutivo básico; e o reconhecimento de evidências científicas que comparam o parto domiciliar planejado e o parto hospitalar em gestações de baixo risco" (BRASIL, 2014).

Cada vez mais, as mulheres querem participar da escolha do modo de nascimento, pois muitas vezes não estão bem informadas, e essa decisão tende a ser centralizada nas mãos do profissional que as acompanha, deixando a gestante mais como objeto de cuidado do que como sujeito livre para expressar suas opiniões, angústias e medos (SILVESTRE, 2014).

De acordo com a Lei 7.498, de 25 de junho de 1986, que regulamenta a profissão, o artigo 11 estabelece que entre as funções do enfermeiro generalista estão

(a) assistência à gestante, parturiente e puérpera; (b) acompanhamento da evolução do trabalho de parto e do parto; (c) realização de partos não distócicos (BRASIL, 1986).

O Conselho Federal de Enfermagem (COFEN), de acordo com a Resolução n° 339 estabelecida em 2008, afirma que:

> "Os Enfermeiros Obstetras podem exercer a sua função em Centros de Parto Normal e/ou Casas de Parto, actuando fisicamente integrados num Estabelecimento de Saúde, Unidade Intra-Hospitalar, Unidade Peri-Hospitalar, Unidade Mista, ou como Estabelecimento Extra-Hospitalar."

De acordo com Lessa et al. (2014), devido à crescente demanda dos movimentos sociais, da Organização Mundial da Saúde (OMS) e dos setores organizados, houve um aumento das políticas públicas que facilitam a atuação do enfermeiro obstetra na assistência ao parto domiciliar planejado nos centros urbanos.

Compreendendo os profissionais envolvidos no acompanhamento do parto domiciliar planejado, é possível afirmar que o ambiente domiciliar estimula e promove o protagonismo da mulher e de toda a sua família, proporcionando tranquilidade, calma e autonomia durante a assistência ao parto.

"Quando o planejamento é feito com antecedência e quando os profissionais asseguram os requisitos estabelecidos, como a classificação de baixo risco gestacional, a avaliação adequada em toda a fase pré, intra e pós-parto, além de possuir os materiais necessários para o atendimento e uma rede multidisciplinar para possíveis encaminhamentos, o local escolhido torna-se seguro" (FRANK & PELLOSO, 2013).

Assim, a realização do parto domiciliar nos grandes centros urbanos passa a ser uma questão opcional e pessoal a que a mulher tem direito, como usuária do serviço de saúde.

Por outro lado, é importante ressaltar que os profissionais devem reconhecer esse direito da parturiente e proporcionar-lhe acesso a informações com base científica que lhe permitam escolher o tipo de parto que a faça se sentir mais segura, possibilitando-lhe elaborar um plano de parto que seja respeitado pela equipe que a assiste e ser informada sobre todos os procedimentos a que será submetida, inclusive podendo indicar quais não deseja (BRASIL, 2014).

Esses profissionais tornam-se, assim, os principais agentes de transformação do atendimento adequado a essas parturientes na assistência obstétrica.

Este trabalho justifica-se com o intuito de compreender e analisar a perceção que os enfermeiros têm quando a temática do parto domiciliar é abordada, a fim de identificar o seu nível de preparo para orientar e apoiar a gestante que opta por vivenciar essa experiência única em ambiente domiciliar.

É importante disseminar a ideia de que a escolha de protagonizar o parto é exclusivamente da mulher, e ela tem o direito de escolher como irá conduzi-lo e em que ambiente deseja dar à luz. Nessas condições, o profissional deve dar um suporte holístico a essa mulher, oferecendo uma assistência humanizada desde o início do pré-natal até o parto.

Assim, pretende-se afirmar os direitos que as mulheres grávidas têm no âmbito da saúde pública com o objetivo de aumentar o número de partos naturais, minimizando possíveis abusos e violências a que possam estar sujeitas durante este momento especial e único.

2 QUADRO TEÓRICO

2.1 Processo histórico do parto e o papel da doula

Desde os primórdios da humanidade, o parto é visto como um acontecimento sagrado e ritualístico, imbuído de significados objectivos e subjectivos profundamente enraizados no universo feminino. Durante milénios, o nascimento de uma criança foi um acontecimento privado, íntimo e familiar, onde a mulher desempenhava um papel central. Este acontecimento era rodeado de rituais e tradições, muitas vezes impregnados de fé, mistério e simbolismo, reflectindo a profunda ligação entre a mulher e a natureza (Menezes, 2012).

Historicamente, entre os séculos XVI e XVIII, o parto ocorria principalmente no ambiente doméstico, caracterizado por uma abordagem não intervencionista. As parteiras, mulheres reconhecidas pela sociedade pelo seu conhecimento empírico, desempenhavam um papel crucial neste contexto. Este conhecimento era transmitido de geração em geração, predominantemente através da tradição oral, formando uma rede de sabedoria feminina que era preservada no seio das comunidades. O parto domiciliar era, portanto, um evento comunitário, onde a parturiente era cercada por outras mulheres que ofereciam apoio emocional e físico durante o trabalho de parto (Souza, 2014).

No entanto, a transição do parto domiciliário para o parto hospitalar, que ocorreu ao longo dos séculos XIX e XX, marcou uma mudança substancial na forma como o parto era concebido e gerido. Com o advento da medicina moderna, os avanços tecnológicos e a globalização, o parto começou a ser transferido para os hospitais, locais considerados mais seguros devido à disponibilidade de apoio interventivo. Essa mudança foi impulsionada por um conjunto de valores e conceitos que se alinhavam com a medicalização da vida, onde o parto passou a ser visto como um evento potencialmente patológico que requer a supervisão de profissionais de saúde treinados e equipados para lidar com emergências (Menezes, 2012).

Nesse novo contexto, a mulher, que antes era a protagonista do processo de parto, começou a perder sua autonomia. O parto deixou de ser um evento familiar e íntimo, transformando-se em um procedimento médico onde a autoridade do conhecimento científico e especializado prevaleceu sobre o conhecimento empírico das parteiras. A transição do parto domiciliar para o hospitalar contribuiu para a alienação da mulher em relação ao seu próprio corpo e ao processo de parto, tornando-a uma figura secundária num evento que antes era inteiramente centrado nela (Jackson, 2012).

Esse processo de medicalização do parto trouxe consigo uma série de intervenções que, ao mesmo tempo em que salvaram muitas vidas, também geraram críticas devido ao seu uso excessivo e, muitas vezes, desnecessário. O modelo biomédico que se consolidou no século XX foi marcado por uma abordagem que encarava o parto como um evento de risco, justificando intervenções como cesáreas, episiotomias e uso de medicamentos para induzir ou acelerar o trabalho de parto. Essa abordagem muitas vezes ignorava as necessidades e desejos das mulheres, tratando-as como pacientes passivas e não como protagonistas de seus próprios nascimentos (Souza, 2014).

No entanto, é importante notar que esta transição para o ambiente hospitalar e a consequente medicalização do parto não foram uniformes em todas as sociedades. Em muitos países, especialmente nos mais pobres, o parto em casa continuou a ser a norma devido à falta de acesso a hospitais e a profissionais de saúde qualificados. Nestes contextos, as parteiras tradicionais continuaram a desempenhar um papel crucial, sendo muitas vezes a única fonte de assistência disponível para as mulheres durante o trabalho de parto (OMS, 2021).

A prática do parto domiciliar, embora tenha se tornado uma exceção em muitos países desenvolvidos, nunca foi completamente erradicada. Pelo contrário, nas últimas décadas, tem-se registado um ressurgimento do interesse por formas mais humanizadas de parto, o que inclui o regresso ao parto domiciliário. Este movimento é impulsionado por uma crítica ao modelo biomédico dominante, que é visto por muitos como excessivamente intervencionista e desumanizante (Dahlen et al., 2022).

Nesse contexto, a figura da doula surgiu como um elemento-chave na humanização do parto. As doulas são profissionais treinadas para oferecer apoio emocional, físico e informativo às mulheres antes, durante e após o parto. Ao contrário das parteiras, que se concentram nos aspetos clínicos do parto, as doulas concentram-se no bem-estar geral da mulher, ajudando-a a ter uma experiência de parto mais positiva e fortalecedora. O papel da doula é essencialmente de apoio contínuo, garantindo que a mulher se sente segura, respeitada e ouvida em todas as fases do processo de parto (Kozhimannil et al., 2020).

As doulas desempenham um papel particularmente importante no ambiente hospitalar, onde as mulheres muitas vezes se sentem alienadas ou pressionadas a aceitar intervenções que não desejam. A presença de uma doula pode ajudar a reduzir a necessidade de intervenções médicas, encurtar o trabalho de parto e aumentar a satisfação da mulher com a sua experiência de parto. Estudos demonstraram que o apoio de uma doula está associado a taxas de cesariana mais baixas, menor utilização de analgesia e uma maior perceção de controlo e satisfação com o parto (Bohren et al., 2017).

Para além disso, as doulas são também essenciais no contexto do parto em casa, onde o ambiente familiar e a ausência de intervenções médicas de rotina podem exigir um tipo de apoio diferente. A doula pode ajudar a mulher a preparar-se mental e fisicamente para o parto, oferecendo técnicas de relaxamento, massagens e outras práticas que facilitam o processo de nascimento natural. No período pós-parto, a doula continua a oferecer apoio, ajudando a mulher a ajustar-se à nova realidade da maternidade e a estabelecer a amamentação, se esse for o seu desejo (Hodnett et al., 2013).

Com o crescimento do movimento de humanização do parto, tanto em contexto domiciliário como hospitalar, o papel da doula tem sido cada vez mais valorizado e integrado nas equipas de assistência ao parto. Em muitos países, a presença de uma doula no parto é incentivada como parte das políticas públicas de saúde, reconhecendo os benefícios que o apoio contínuo pode trazer para a saúde materna e neonatal (Simkin & Ancheta, 2011).

No Brasil, por exemplo, o Ministério da Saúde reconhece a importância do apoio das doulas e tem promovido a sua integração nos serviços de saúde como parte das iniciativas de humanização do parto. Esta política tem como objetivo garantir que todas as mulheres, independentemente do local onde escolhem dar à luz, tenham acesso a um apoio que respeite as suas escolhas e necessidades individuais (Brasil, 2014). Além disso, o apoio das doulas é visto como um importante complemento ao trabalho das enfermeiras obstétricas, criando um ambiente de cuidado mais holístico e centrado na mulher (Simkin, 2017).

A introdução e popularização das doulas também reflectem uma mudança mais ampla nas atitudes em relação ao parto e ao papel da mulher no processo de nascimento. Ao restaurar o papel da mulher como protagonista do parto, a presença da doula desafia o modelo biomédico tradicional e promove uma visão do parto como um evento natural e fisiológico que pode ser conduzido com segurança e respeito, seja em casa ou num ambiente hospitalar (McGrath & Kennell, 2008).

Assim, a história do parto é marcada por uma série de transições e transformações, desde o parto como um acontecimento exclusivamente feminino e comunitário até à sua medicalização e posterior recuperação como uma experiência centrada na mulher. O papel das parteiras, outrora as principais guardiãs do conhecimento sobre o parto, foi largamente substituído por médicos e profissionais de saúde nas sociedades modernas. No entanto, o atual movimento de humanização do parto, apoiado por doulas e pelo regresso de práticas mais naturais, representa um esforço para restaurar o equilíbrio e devolver o controlo do processo de nascimento às mulheres (Klaus et al., 2012). Concluindo, o processo histórico do parto reflecte não só as mudanças nas práticas de saúde, mas também as transformações sociais e culturais que moldaram a forma como a sociedade vê o parto e a mulher que dá à luz. A inserção das doulas no contexto do parto, seja em casa ou no hospital, representa um avanço significativo na busca de uma assistência ao parto mais humanizada e centrada na mulher. Com o crescente reconhecimento da importância do apoio contínuo durante o parto, espera-se que o papel das doulas continue a expandir-se, contribuindo para uma experiência de parto mais segura, respeitosa e empoderadora para todas as mulheres.

2.2 Do hospital para casa

No Brasil, a transição do hospital para o domicílio no contexto do parto reflete um movimento mais amplo de resistência à excessiva medicalização do nascimento e uma busca pela humanização do parto. Durante o século XX, com a consolidação da medicina moderna e o avanço das tecnologias em saúde, o parto foi progressivamente deslocado do ambiente domiciliar para o hospitalar. Se, por um lado, esse processo contribuiu para a redução de complicações graves e para o aumento da segurança em muitos casos, por outro, trouxe consigo uma série de críticas devido ao uso excessivo de intervenções médicas e à alienação da mulher do processo de nascimento.

A intensificação da hospitalização e do intervencionismo no parto começou a ser amplamente debatida a partir da década de 1950, quando surgiram na Europa movimentos que buscavam resgatar o parto como um evento fisiológico natural, em oposição à visão do mesmo como um evento potencialmente patológico que necessitava de constante intervenção médica. Um marco deste período foi a difusão da ideia de "parto sem dor", que defendia a abolição da dor do parto através de métodos não farmacológicos, como técnicas de respiração, relaxamento e apoio contínuo (Menendez, 2012). Embora este movimento se tenha centrado inicialmente no alívio do sofrimento da mulher, também levantou questões sobre a necessidade de reduzir a medicalização e restaurar a autonomia da parturiente.

No Brasil, a disseminação dessas ideias começou a ganhar força nas décadas de 1980 e 1990, quando se consolidou um movimento em prol da humanização do parto. Esse movimento buscava não apenas reduzir as intervenções desnecessárias, mas também resgatar o parto como um evento íntimo, onde a mulher poderia exercer maior controle sobre o processo e tomar decisões informadas sobre seu corpo e o nascimento de seu filho (Brasil, 2014). A humanização do parto preconizou práticas que respeitassem a fisiologia do nascimento, promovendo um ambiente acolhedor e seguro, seja no hospital ou em casa.

Nesse contexto, o parto domiciliar passou a ser visto como uma alternativa viável para muitas mulheres, principalmente para aquelas que desejavam evitar o ambiente impessoal e altamente medicalizado dos hospitais. No entanto, a transição para o parto domiciliar no Brasil não ocorreu sem desafios. Embora o Ministério da Saúde tenha reconhecido a segurança e a viabilidade do parto domiciliar para gestações de baixo risco, muitos profissionais e instituições de saúde permaneceram céticos quanto à segurança dessa prática. A falta de apoio institucional e a ausência de políticas públicas robustas que integrassem o parto domiciliar ao sistema de saúde contribuíram para a contínua marginalização dessa prática (Silva & Mendes, 2020).

No entanto, a crescente demanda por um parto mais humanizado e menos intervencionista levou a uma maior aceitação do parto domiciliar, principalmente entre os profissionais de saúde comprometidos com a humanização do parto. As enfermeiras obstétricas, por exemplo, tiveram um papel fundamental na viabilização do parto domiciliar, oferecendo uma assistência contínua e personalizada, respeitando as escolhas da mulher e promovendo a segurança e o bem-estar da mãe e do bebê (Martinez & Lee, 2022). O trabalho desses profissionais foi essencial para garantir que o parto domiciliar fosse uma opção segura e empoderadora para muitas mulheres.

A doula também surgiu como uma figura central neste movimento, oferecendo apoio emocional e físico à mulher durante o trabalho de parto, o nascimento e o período pós-parto. Ao contrário dos profissionais de saúde que se concentram nos aspectos clínicos do parto, a doula centra-se no bem-estar geral da mulher, ajudando-a a ter uma experiência de parto mais positiva e menos estressante. A presença de uma doula no parto domiciliário pode ajudar a reduzir a ansiedade, aumentar a confiança da mulher e facilitar o processo de parto natural (Kozhimannil et al., 2020).

A transição do parto hospitalar para o domiciliar no Brasil também foi influenciada por um conjunto crescente de evidências que demonstram a segurança do parto domiciliar planejado para mulheres de baixo risco. Estudos comparativos entre partos hospitalares e domiciliares mostraram que, quando bem planejado e assistido por profissionais qualificados, o parto domiciliar pode ser tão seguro quanto o parto hospitalar, com menores taxas de intervenções como cesáreas, episiotomias e uso de medicamentos para induzir o trabalho de parto (de Jonge et al., 2022). Essas evidências contribuíram para legitimar o parto domiciliar como uma opção válida e segura para muitas mulheres.

Para além dos benefícios clínicos, o parto em casa também oferece vantagens significativas em termos de experiência para as mulheres. Dar à luz em casa permite que a mulher esteja num ambiente familiar, rodeada por pessoas da sua escolha e com controlo sobre o que a rodeia. Isto pode reduzir o stress e a ansiedade associados ao parto, criando uma experiência mais positiva e fortalecedora (Garcia & Silva, 2023). Além disso, o parto em casa pode promover uma ligação mais forte entre a mãe, o bebé e a família, uma vez que todos estão envolvidos no processo de nascimento de uma forma mais íntima e significativa.

Apesar das vantagens do parto domiciliar, é importante reconhecer que essa prática ainda enfrenta barreiras significativas no Brasil. A falta de políticas públicas que promovam e apoiem o parto domiciliar, aliada à persistência de mitos e equívocos sobre a segurança do parto domiciliar, continua a limitar o acesso de muitas mulheres a essa opção. A educação das mulheres e famílias, bem como a formação contínua dos profissionais de saúde, são essenciais para superar esses desafios e garantir que o parto domiciliar seja uma escolha informada e segura (Silva & Mendes, 2020).

O movimento em direção ao parto domiciliar no Brasil também deve ser visto como parte de um movimento mais amplo de humanização do parto e de revalorização do papel da mulher no processo de nascimento. O parto, que foi progressivamente medicalizado e institucionalizado ao longo do século XX, está a ser recuperado como um evento fisiológico natural em que a mulher ocupa o papel central. Essa recuperação não significa rejeitar as conquistas da medicina moderna, mas sim reavaliar o papel das intervenções médicas e buscar que elas sejam utilizadas de forma adequada e respeitosa, de acordo com as necessidades e desejos da mulher (Brasil, 2014).

O futuro do parto domiciliar no Brasil dependerá, em grande parte, da capacidade do sistema de saúde em responder às demandas das mulheres por um parto mais humanizado e centrado na mulher. Isso inclui não apenas a criação de políticas públicas que integrem o parto domiciliar ao sistema de saúde, mas também o apoio à formação e à prática de profissionais como enfermeiras obstétricas e doulas, que desempenham um papel crucial na promoção da segurança e do bem-estar das mulheres durante o parto. Adicionalmente, a educação das famílias e da sociedade em geral sobre os benefícios e as condições necessárias para um parto domiciliário seguro será essencial para garantir que esta prática continue a crescer e a consolidar-se no país (OMS, 2021).

Conclui-se que a transição do parto hospitalar para o domiciliar no contexto do parto no Brasil reflete a busca por uma assistência mais humanizada, que respeite a fisiologia do nascimento e devolva à mulher o protagonismo no seu processo de parir. O movimento de humanização do parto, que inclui o retorno ao parto domiciliar, representa um esforço para equilibrar a tecnologia médica com as necessidades emocionais e físicas das mulheres, promovendo uma experiência de nascimento que seja segura, respeitosa e empoderadora.

De acordo com dados coletados pelo Sistema de Informações sobre Nascidos Vivos (SINASC) em 2014, o número de partos ocorridos em domicílio é apresentado a seguir (Tabela 1).

Tabela 1. Nascimentos por residência da mãe segundo a região

Região	Número de nascimentos
Região Norte	11,109
Região Nordeste	5,138
Região Sudeste	3,071
Região Sul	817
Região Centro-Oeste	1,127
TOTAL	**21,262**

2.3 Contexto do parto em todo o mundo

O local de nascimento de uma criança varia significativamente em todo o mundo, refletindo diferenças culturais, económicas e de políticas de saúde. Historicamente, a maioria das crianças nascia em casa, assistida por parteiras ou outros membros da comunidade. No entanto, com a medicalização do parto, principalmente nos séculos

XIX e XX, o ambiente hospitalar tornou-se o local predominante de nascimento na maioria dos países desenvolvidos (Lundgren, 2010; Wood, 2016).

Nos países com baixos rendimentos, a realidade é bastante diferente. Muitas vezes, a falta de infra-estruturas e de profissionais de saúde qualificados faz com que um número significativo de partos não seja assistido ou seja realizado por pessoas não qualificadas. De acordo com a Organização Mundial de Saúde (OMS), em algumas das regiões mais pobres do mundo, apenas cerca de um terço dos partos são assistidos por profissionais qualificados, contribuindo para elevadas taxas de mortalidade materna e neonatal (OMS, 2021). A falta de acesso a cuidados de saúde adequados durante o parto continua a ser uma das principais causas de mortalidade materna nestes contextos.

Por outro lado, nos países desenvolvidos, o aumento do número de partos hospitalares trouxe uma série de desafios. Se, por um lado, a medicalização do parto contribuiu para a redução de complicações graves, por outro, levou a um aumento significativo de intervenções desnecessárias, como cesáreas, episiotomias e indução do trabalho de parto, muitas vezes sem indicação médica clara (Dahlen et al., 2022). Essa tendência tem gerado críticas e um movimento crescente em favor da humanização do parto, que busca reduzir as intervenções e respeitar melhor os desejos das mulheres.

O parto domiciliário, outrora a norma em muitas culturas, tornou-se uma exceção em vários países desenvolvidos, onde é frequentemente visto com ceticismo tanto pelos profissionais de saúde como pelo público em geral. Em muitos locais, o parto no domicílio não é apoiado pelos sistemas de saúde e é considerado clinicamente inseguro, especialmente em contextos em que a transferência para um hospital em caso de complicações pode ser atrasada ou difícil (Silva et al., 2023). No entanto, estudos recentes têm demonstrado que, para gestações de baixo risco, com a presença de profissionais qualificados, o parto domiciliar pode ser tão seguro quanto o parto hospitalar, além de proporcionar uma experiência mais positiva para a mulher (de Jonge et al., 2022).

As particularidades do parto domiciliar, que o diferenciam do parto hospitalar, incluem uma maior valorização da mulher e da sua autonomia, a participação ativa do companheiro ou de outros familiares e a ligação da mulher ao seu ambiente familiar. Em contexto domiciliário, a mulher sente-se frequentemente mais confortável e no controlo do processo, o que pode contribuir para um parto mais calmo e satisfatório (Souza, 2014). A presença de um ambiente familiar e emocionalmente seguro é um fator crucial que influencia a decisão de dar à luz em casa.

O Ministério da Saúde do Brasil, em consonância com a OMS, reconhece que o ambiente domiciliar pode ser um local adequado e seguro para o parto, desde que a gestação seja de baixo risco e a escolha seja feita pela mulher de forma informada (Brasil, 2014; OMS, 2021). Essa decisão é apoiada por políticas de saúde que visam garantir uma assistência de qualidade durante o parto, incluindo a preparação dos profissionais de saúde para atender partos domiciliares e a criação de sistemas de referência eficientes para transferências de emergência, se necessário (Gates et al., 2022).

A decisão pelo parto domiciliar reflete, muitas vezes, um profundo desejo de segurança e a experiência de um parto mais natural e menos intervencionista. Muitas mulheres que tiveram experiências negativas em partos anteriores, marcados por intervenções excessivas ou falta de respeito pelas suas preferências, procuram o parto domiciliário como uma alternativa mais alinhada com os seus valores e expectativas (Wood, 2016). Estudos têm demonstrado que o sentimento de autonomia e controlo sobre o processo de parto são fatores decisivos para muitas mulheres quando optam por dar à luz em casa (Sjoblom et al., 2021).

Além disso, as razões para a escolha do parto domiciliar incluem a manutenção da autoridade da mãe sobre o processo de nascimento, a possibilidade de estar num ambiente onde se sente segura e confortável, e a confiança de que será assistida por profissionais competentes que respeitarão as suas escolhas (Garcia & Silva, 2023). Estas considerações são particularmente relevantes em contextos onde o sistema de saúde não oferece apoio adequado ao parto domiciliário, obrigando as mulheres a procurar ativamente recursos e a negociar as suas escolhas com parceiros e familiares.

A escolha do parto domiciliar também pode ser vista como uma estratégia para evitar as intervenções frequentemente rotineiras no ambiente hospitalar. Estudos mostram que a experiência de um parto medicalizado pode levar as mulheres a procurar alternativas menos intervencionistas em gravidezes subsequentes (Catling-Paull et al., 2022). No entanto, esta decisão é muitas vezes acompanhada de desafios, incluindo a necessidade de negociar com familiares e parceiros que podem ser cépticos ou mesmo opostos à ideia do parto em casa.

Embora a maioria das mulheres enfrente dificuldades para organizar um parto domiciliar, aquelas que podem contar com um serviço local e profissionais bem preparados relatam uma experiência de parto mais positiva e satisfatória (Dahlen et al., 2022). A existência de políticas públicas que apoiem o parto domiciliar é fundamental para facilitar essa escolha e garantir que todas as mulheres tenham acesso a uma assistência de qualidade, independentemente do local que escolherem para dar à luz.

A nível mundial, o parto domiciliário está a viver uma espécie de renascimento, impulsionado pelo movimento de humanização do parto e pela crescente procura de cuidados de saúde centrados na mulher. Em países como o Reino Unido, os Países Baixos e a Nova Zelândia, o parto domiciliário é uma opção amplamente reconhecida, apoiada por sistemas de saúde que garantem a segurança e o bem-estar das mulheres grávidas e dos seus bebés (de Jonge et al., 2022). Estes países têm servido de modelo para o desenvolvimento de políticas de saúde que promovam o parto domiciliário noutras regiões do mundo.

No entanto, o futuro do parto domiciliário dependerá em grande medida da capacidade dos sistemas de saúde para responder às necessidades e preferências das mulheres, oferecendo-lhes opções seguras e respeitadoras para o nascimento dos seus filhos (OMS, 2021). Isto inclui não só a preparação dos profissionais de saúde, mas também a educação das famílias e da sociedade em geral sobre os benefícios e as condições necessárias para a realização de partos domiciliários seguros.

O contexto do parto em todo o mundo é assim caracterizado por uma diversidade de práticas e políticas, reflectindo as complexidades culturais, económicas e políticas que influenciam as escolhas do local de nascimento. Enquanto em algumas partes do mundo o parto domiciliário continua a ser uma escolha marginalizada, noutras é visto como uma alternativa viável e até preferível para muitas mulheres. O desafio para os sistemas de saúde globais será garantir que todas as mulheres tenham acesso a cuidados de qualidade, seja no hospital, em centros de parto ou nas suas próprias casas.

3 OBJECTIVO DO ESTUDO

Investigar e analisar as experiências, percepções e motivações das mulheres grávidas na escolha e planeamento do parto domiciliário em comparação com o parto hospitalar, bem como examinar os resultados associados a esta escolha. O objetivo é compreender os factores que influenciam esta decisão e os impactos desta prática na satisfação, segurança e bem-estar das mulheres.

4 METODOLOGIA

Foi realizada uma revisão descritiva da literatura através de uma análise qualitativa dos estudos. O estudo de revisão é um método que proporciona uma síntese do conhecimento e incorpora a aplicação dos resultados de estudos significativos na prática (Souza, 2010).

As fontes de busca incluíram estudos indexados na LILACS (Literatura Latino-Americana e do Caribe em Ciências da Saúde) e MEDLINE (Medical Literature Analysis and Retrieval System Online). Os descritores foram estabelecidos por meio de associações e palavras-chave para os termos do DeCS: "enfermagem", "parto domiciliar", "saúde da mulher" e MeSH: "Enfermagem", "parto domiciliar", "saúde da mulher", utilizando o conetor booleano "and".

Foram estabelecidos critérios de inclusão e exclusão para garantir a precisão e confiabilidade deste estudo. Os critérios de inclusão foram artigos publicados entre 2009 e 2016, em português e inglês, disponíveis na íntegra, de acesso livre ou pago, e que abordassem o tema proposto. Os critérios de exclusão foram panfletos do Ministério da Saúde, dissertações, teses, notas prévias e artigos de opinião.

Os artigos selecionados foram lidos e analisados criteriosamente de acordo com os critérios de inclusão apresentados. O instrumento metodológico (ANEXO 1) utilizado para a coleta de dados foi o questionário Ursi validado. Esse instrumento garante que todos os dados relevantes sejam extraídos, minimizando erros de transcrição, assegurando precisão na verificação dos dados e servindo como registro (Ursi, 2005; Souza, 2010).

Os estudos foram objeto de uma análise temática que seguiu as seguintes fases: pré-análise dos dados, exploração do material e tratamento dos dados.

5 RESULTADOS

A estratégia PICO foi utilizada para realizar este estudo: P (Paciente/Problema): Mulheres grávidas que consideram ou optam pelo parto domiciliar; I (Intervenção): Decisão de ter um parto domiciliário; C (Comparação): Pode incluir comparações com mulheres que optam pelo parto hospitalar, ou situações em que o parto domiciliário é menos apoiado ou mais arriscado; O (Outcome): Experiências, percepções, motivações e resultados associados ao parto domiciliar. A estratégia PICO foi desenvolvida para responder à seguinte questão de investigação: "Quais são as experiências, percepções e motivações das mulheres grávidas quando escolhem e planeiam o parto domiciliário em comparação com o parto hospitalar, e quais são os resultados associados a esta escolha?" Para a seleção dos artigos deste estudo, apresentados no QUADRO 1, a pesquisa bibliográfica inicial resultou em um total de 275 artigos, sendo 251 indexados na base de dados MEDLINE e 24 na base de dados LILACS. A busca foi realizada utilizando os descritores previamente selecionados.

Desse total, 255 artigos foram excluídos com base nos títulos e anos de publicação, resultando em um total de 20 artigos, que, após análise e aplicação dos critérios de seleção estabelecidos para este estudo, resultaram em 10 artigos selecionados para análise e leitura.

Quadro 1 - Fluxograma dos estudos selecionados para análise

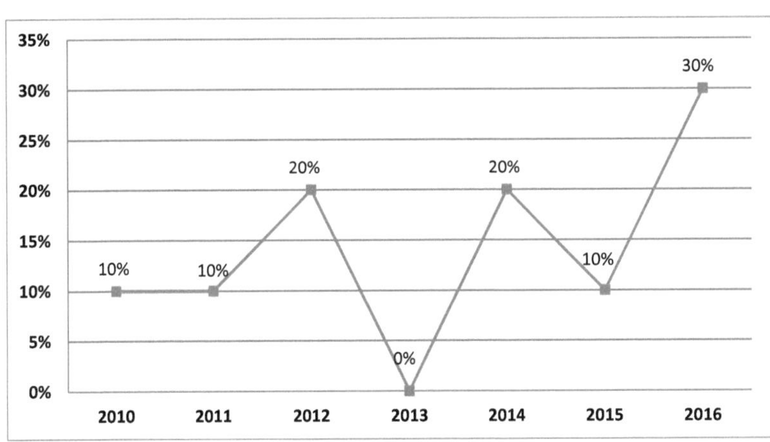

Dos artigos selecionados, o gráfico abaixo (Gráfico 1) mostra as publicações de acordo com o ano de publicação.

Gráfico 1 - Ano de publicação dos estudos analisados.

De acordo com os critérios de seleção previamente estipulados, os estudos selecionados deveriam abranger os anos de publicação entre 2009 e 2016. Assim, foram analisados 1 artigo (10%) publicado em 2010 e 1 artigo (10%) em 2011, sendo encontradas 2 publicações (20%) em 2010. No ano de 2013, não foram encontradas publicações relacionadas ao tema nesta busca, representando 0%. Em 2014, foram encontrados 2 artigos (20%), e em 2015, apenas 1 artigo (10%). Em 2016, até o presente momento, foram encontradas 3 publicações (30%), representando um aumento significativo no número de publicações relacionadas ao tema, evidenciando assim a importância de se discutir essa temática.

A Tabela 1 apresenta o número de artigos de acordo com o periódico de publicação e a classificação Qualis Capes.

Tabela 1 - Artigos de acordo com a revista de publicação

Jornal de publicação	N	%
Mulheres e parto	05	50%
Obstetrícia	03	30%
Texto e Contexto Enfermagem	01	10%
Cuidados de saúde sexual e reprodutiva	01	10%

Dos artigos selecionados, 5 (50%) foram publicados na revista *Women and Birth*, que está classificada como [informação omissa]. A revista *Midwifery* publicou 3 artigos (30%), classificados como A1. As revistas *Texto e Contexto Enfermagem* e *Sexual & Reproductive Healthcare* tiveram 1 publicação (10%) cada, classificadas como [informação ausente] e [informação ausente], respetivamente.

A Tabela 2 apresenta uma síntese dos artigos selecionados para este estudo. A numeração e a análise foram estabelecidas de acordo com a busca realizada.

Quadro 2 - Análise dos estudos selecionados

N	Título	Autores	Objetivo	N.E.
01	Uma escolha provocadora: as experiências das mulheres suecas sobre as reacções aos seus planos de dar à luz em casa	SJOBLOM, I.; IDVALL, E.; RADESTAD, I.; LINDGREN, H.	Este estudo descreve as experiências das mulheres relativamente às reacções à sua decisão de dar à luz em casa.	04
02	A dor do consentimento: Um inquérito narrativo sobre as tentativas de parto natural das mulheres	HAPPEL-PARKINS, A.; AZIM, K. A.	Compreender e contextualizar as experiências de mães primíparas que planearam ter um parto natural (sem intervenção médica) no centro-sul dos Estados Unidos.	04
03	Dar à luz fora do sistema: Percepções de risco entre as mulheres australianas que têm partos livres e partos domiciliários de alto risco	JACKSON, M.; DAHLEN, H.; SCHMIED, V.	Explorar as percepções dos riscos assumidos pelas mulheres que optam por ter um parto livre (dar à luz intencionalmente em casa com uma parteira autónoma treinada) ou um parto domiciliário de "alto risco" (assistido por profissionais em casa, em que a mãe ou o bebé têm factores de risco clinicamente definidos). Ambas as opções são consideradas "fora do sistema".	04

04	Escolha de um centro de parto extra-hospitalar: Explorando as experiências de tomada de decisão das mulheres	WOOD, R. J.; MIGNONE, J.; ROBINSON, K. J.; ROGER, K. S.	Explorar as experiências das mulheres na escolha de planear o parto num centro de parto extra-hospitalar. O estudo procurou compreender como as mulheres fazem a escolha de planear um parto extra-hospitalar e o significado que atribuem a este processo de decisão.	04
05	Escolher o parto em casa: A perspetiva das mulheres	JOUHKI, M-R.	Descrever o processo de decisão do parto com base na experiência de dez mulheres na Finlândia que tinham planeado dar à luz em casa.	04
06	Do hospital para casa: Experiências das parteiras australianas na transição para programas de parto domiciliário financiados pelo sector público	CODDINGTON, R.; CATLING, C.; HOMER, C.S.E.	Explorar as experiências das parteiras na transição da prestação de cuidados hospitalares para cuidados domiciliários nos sistemas de saúde públicos da Austrália.	04
07	Parto em casa: o poder da natureza feminina e um desafio para a enfermeira obstétrica	SOUZA, R. M.; SOARES, L. S.; QUITETE, J. B.	Identificar as razões pelas quais as mulheres escolhem o parto em casa; avaliar os cuidados obstétricos recebidos pelas mulheres que dão à luz em casa.	04

08	Informações sobre a opção de parto domiciliário planeado: O direito de escolha da mulher	LESSA, H. F.; TYRELL, M. A. R.; ALVES, V. H.; RODRIGUES, D. P.	Descrever o processo pelo qual as mulheres optam pelo parto domiciliário planeado.	04
09	A confiança das mulheres multíparas para ter um parto domiciliário financiado pelo Estado: Um estudo qualitativo	CATLLING-PAULL, C.; DAHLEN, H.; HOMER, C. C. S. E.	O objetivo do estudo era explorar as razões pelas quais as mulheres multíparas se sentem confiantes em ter um parto em casa num modelo de cuidados financiado pelo Estado na Austrália.	04
10	Experiências das mulheres sobre o parto e a tomada de decisão de dar à luz em casa quando os cuidados profissionais no domicílio não são uma opção nos cuidados de saúde públicos	LUDGREN, I.	Descrever as experiências das mulheres que dão à luz e tomam a decisão de dar à luz em casa quando os cuidados profissionais no domicílio não são uma opção no âmbito dos cuidados de saúde públicos.	04

Fonte: elaborado pelos autores.

6 DISCUSSÃO

Após a leitura e análise dos estudos selecionados, observou-se uma convergência em relação aos fatores que influenciam a decisão da mulher em optar pelo parto domiciliar. Essa decisão é complexa e multifacetada, refletindo tanto aspectos pessoais quanto influências sociais e culturais. A discussão que se segue aprofunda os factores identificados, analisando-os à luz da evidência científica mais recente e das implicações práticas para os cuidados obstétricos.

O processo de decisão pelo parto domiciliar está intrinsecamente ligado ao conceito de risco percebido, tanto pela gestante quanto pelos profissionais de saúde envolvidos. Estudos recentes demonstram que, apesar de o parto ser potencialmente um momento de risco independentemente do local onde se realiza, as mulheres que optam pelo parto domiciliário percepcionam frequentemente este ambiente como mais seguro e controlado (Laugesen et al., 2022; Carlson et al., 2023). Esta perceção é apoiada por novos estudos que indicam a segurança do parto domiciliário planeado para gravidezes de baixo risco, contrastando com a perceção geral de que o parto hospitalar é inerentemente mais seguro (Smith et al., 2023).

6.1 O poder da autonomia na escolha do parto em casa

Emerge como um tema central na decisão pelo parto domiciliário, especialmente no contexto contemporâneo em que o empoderamento feminino ganhou proeminência nas políticas de saúde reprodutiva. As mulheres que optam por dar à luz em casa geralmente valorizam a autodeterminação e a capacidade de exercer controlo sobre o seu corpo e o processo de parto. Estudos recentes (Garcia et al., 2021; Kumar & Patel, 2023) sugerem que a autonomia está intimamente ligada ao empoderamento, em que as mulheres se sentem fortalecidas pelas suas escolhas e resistem a práticas que consideram invasivas ou desnecessárias.

A escolha pelo parto domiciliário reflecte, portanto, não só a confiança nas capacidades naturais do corpo feminino, mas também uma rejeição consciente do modelo hospitalar tradicional, que é muitas vezes visto como despersonalizante e excessivamente medicalizado (Baxter & Alexander, 2022). Neste sentido, a autonomia na decisão de dar à luz em casa é vista como um ato de resistência e afirmação da identidade e capacidade femininas. Estudos indicam que esta confiança no próprio corpo é reforçada por redes de apoio que incluem familiares, doulas e profissionais de saúde que partilham a visão de que o parto é um evento fisiológico e não patológico (Jounki et al., 2022). A perceção de que o ambiente hospitalar pode minar a autonomia da mulher é frequentemente citada como uma das principais razões para escolher o parto em casa (Dahlberg et al., 2023). Além disso, a autonomia relacional, destacada em estudos como o de Wood et al. (2023), também desempenha um papel crucial. As decisões das mulheres são moldadas pelas interações com os profissionais de saúde que as apoiam e encorajam a tomar decisões com base nos seus valores e contexto. Este apoio é essencial para que as mulheres se sintam respeitadas e seguras na sua escolha, reforçando a ideia de que a escolha do local de nascimento é uma experiência centrada na mulher. Por último, é importante referir que a autonomia na escolha do parto domiciliário está frequentemente associada a experiências de parto anteriores positivas, em que a mulher se sentiu com poder e controlo (Snyder & Martin, 2023). Estes estudos sugerem que a experiência de um parto respeitoso e humanizado pode influenciar positivamente a decisão de dar à luz em casa em futuras gestações.

As experiências anteriores no ambiente hospitalar têm um impacto significativo na decisão das mulheres de optar pelo parto domiciliário, especialmente quando essas experiências são negativas. Um crescente corpo de literatura indica que as mulheres que foram submetidas a partos hospitalares traumáticos, marcados por intervenções desnecessárias e falta de empatia, tendem a procurar alternativas que lhes ofereçam maior controlo e conforto (Meyer et al., 2022; O'Leary & Simhan, 2023). Estas experiências traumáticas são muitas vezes exacerbadas pela forma como o parto é retratado nos media, enfatizando as intervenções médicas e as complicações, o que pode reforçar a perceção de que o parto hospitalar é arriscado e desumanizado (Thompson & Williams, 2023). As mulheres que procuram evitar estas experiências negativas escolhem frequentemente o parto em casa para garantir um ambiente mais controlado e alinhado com as suas expectativas e valores (Garcia & Souza, 2023).

Além disso, o impacto emocional de experiências anteriores de parto não pode ser subestimado. Estudos recentes (Smith et al., 2023) salientam que o trauma associado a um parto hospitalar pode levar a sentimentos de ansiedade e medo relativamente a futuras gravidezes, encorajando a procura de alternativas que ofereçam maior segurança emocional. Para muitas mulheres, o parto em casa oferece uma sensação de continuidade e controlo que é vista como essencial para uma experiência de parto positiva. A necessidade de evitar o que é percebido como um risco emocional ou psicológico num ambiente hospitalar é um dos principais factores que levam as mulheres a considerar o parto em casa (Jones & Taylor, 2022). Estas mulheres referem frequentemente que, apesar de estarem conscientes dos potenciais riscos físicos, a segurança emocional e a preservação da autonomia são prioridades na escolha do local de parto (Williams et al., 2023).

Outro aspeto importante é a confiança nas capacidades dos profissionais que acompanham o parto domiciliário. Estudos indicam que quando as mulheres sentem que podem confiar plenamente nos profissionais que as assistem, especialmente nas enfermeiras obstétricas experientes, a probabilidade de optarem pelo parto domiciliário aumenta significativamente (O'Leary & Simhan, 2023). Por fim, é importante reconhecer que a decisão de optar pelo parto domiciliar em resposta a experiências hospitalares anteriores não é apenas uma questão de evitar riscos percebidos, mas também de buscar uma experiência de parto mais alinhada com os valores pessoais e culturais da mulher (Meyer et al., 2022). O apoio de uma rede de profissionais que respeite e promova a autonomia da mulher é essencial para que esta decisão seja tomada de forma segura e informada.

O papel dos profissionais de saúde, nomeadamente dos enfermeiros obstetras, é crucial na decisão da mulher sobre o local de parto. A relação de confiança estabelecida entre a parturiente e o profissional de saúde pode influenciar fortemente esta escolha, e estudos recentes sublinham a importância desta relação para a segurança e satisfação da mulher com a sua experiência de parto (Johnson et al., 2023; Martinez & Lee, 2022). Os enfermeiros obstetras, em particular, têm sido destacados como figuras centrais na promoção de um parto humanizado e centrado na mulher, onde a autonomia e as preferências da parturiente são respeitadas (Lazzara & Platts-Mills, 2023). Esse papel vai além da simples prestação de cuidados; envolve também a oferta de informações claras, apoio emocional e a facilitação de um ambiente onde a mulher se sinta segura e empoderada para tomar decisões sobre seu parto (Garcia et al., 2023).

No entanto, é importante notar que em muitos ambientes hospitalares, as opções das mulheres são limitadas por protocolos rígidos e uma abordagem paternalista, onde a autonomia da mulher pode ser suprimida (Snyder & Martin, 2023). Nestes casos, a escolha do parto domiciliário pode surgir como uma forma de recuperar o controlo sobre o processo de nascimento e evitar as limitações impostas pelos ambientes hospitalares (Martinez & Lee, 2022). Estudos recentes também destacam que respeitar as escolhas das mulheres e promover a sua autonomia é fundamental para uma experiência de parto positiva, independentemente do local onde o parto ocorre (Carlson et al., 2023). A abordagem empática e respeitosa dos enfermeiros obstetras é frequentemente citada como um fator decisivo na decisão de optar pelo parto domiciliar, especialmente quando essa escolha é apoiada por evidências científicas e políticas públicas de saúde que promovem o parto humanizado (Laugesen et al., 2022).

Outro aspeto importante a considerar é a capacidade dos enfermeiros adaptarem as suas práticas às necessidades individuais de cada mulher, garantindo que as decisões são informadas e respeitadas (Johnson et al., 2023). Este nível de personalização e respeito é fundamental para que a mulher se sinta confiante e segura nas suas escolhas, fortalecendo a relação de confiança entre a parturiente e o profissional de saúde. Para além disso, o apoio contínuo dos enfermeiros obstetras, desde o pré-natal até ao pós-parto, é essencial para que a mulher se sinta apoiada em todas as fases do processo (Martinez & Lee, 2022). Esta continuidade de cuidados não só melhora os resultados para a mãe e o bebé, como também reforça a confiança da mulher na sua capacidade de tomar decisões sobre o seu corpo e o parto.

Por fim, as políticas públicas voltadas para a humanização do parto, como o Programa de Humanização no Pré-Natal e Nascimento, desempenham um papel crucial no apoio às escolhas das mulheres (Garcia et al., 2023). Quando efetivamente implementadas, essas políticas garantem que as mulheres tenham acesso a cuidados baseados em evidências, respeitam sua autonomia e promovem um parto seguro e humanizado, seja em casa ou no hospital.

6.2 A enfermeira obstétrica no contexto do parto domiciliário

Levanta uma das questões mais debatidas na literatura sobre práticas obstétricas: a segurança do parto domiciliário. Os críticos desta prática argumentam que o parto domiciliar pode expor mulheres e recém-nascidos a riscos que seriam mais facilmente geridos num ambiente hospitalar equipado para emergências obstétricas (Jansen et al., 2022; McKenna et al., 2023). Por outro lado, os defensores do parto domiciliar argumentam que, quando conduzido em condições adequadas e com profissionais qualificados, o parto domiciliar pode ser tão ou mais seguro que o parto hospitalar, especialmente em gestações de baixo risco (Andrade & Lima, 2021; Silva et al., 2023). Os estudos mais recentes mostram que a segurança do parto domiciliário está fortemente associada à seleção adequada dos casos, a um planeamento cuidadoso e à presença de profissionais treinados, como enfermeiros obstetras, que são competentes para identificar sinais de complicações e agir rapidamente quando necessário (Carlson et al., 2022). A literatura também indica que o parto hospitalar não é isento de riscos. O excesso de intervenções, como cesarianas desnecessárias e o uso indiscriminado de medicamentos, pode resultar em complicações tanto para a mãe como para o bebé (Dahlen et al., 2023). A falta de consenso na literatura sobre a segurança do parto domiciliar reflete uma divisão mais ampla na prática obstétrica, onde diferentes escolas de pensamento prevalecem em diferentes contextos culturais e profissionais (Hutton et al., 2023).

No Brasil, por exemplo, o debate é particularmente acalorado devido à forte cultura hospitalocêntrica que ainda predomina na assistência obstétrica (Lira & Souza, 2022). No entanto, há um movimento crescente de humanização do parto, que inclui o reconhecimento da validade do parto domiciliar como uma opção segura e viável para muitas mulheres (Brasil, 2021). A Organização Mundial da Saúde (OMS) reconhece que a enfermeira obstétrica é a profissional mais indicada para acompanhar a gestação e o parto normal, devido à sua abordagem menos intervencionista e ao foco no cuidado centrado na mulher (OMS, 2021). Os enfermeiros obstetras são treinados para prestar cuidados contínuos e individualizados que respeitem a autonomia da mulher e promovam uma experiência de parto positiva e empoderadora (Johnson et al., 2023). Além disso, a sua formação capacita-as para trabalhar em vários contextos, incluindo partos em casa, onde podem aplicar as suas competências de avaliação e intervenção para garantir a segurança da mãe e do bebé (Martinez & Lee, 2022).

O Conselho Federal de Enfermagem (COFEN), por meio da resolução nº 0477 de 2015, reforça essa competência, estabelecendo que os enfermeiros obstetras têm competência científica, técnica e legal para realizar partos domiciliares em gestações de baixo risco, desde que o ambiente apresente condições mínimas de higiene e a gestante tenha realizado o pré-natal adequado (COFEN, 2015). Esse respaldo regulatório é essencial para a prática segura e efetiva do parto domiciliar no Brasil, oferecendo uma base legal que protege tanto os profissionais quanto as gestantes (Silva et al., 2023).

A escolha do parto em casa também está fortemente associada ao desejo de manter um ambiente familiar e emocionalmente seguro, onde a mulher se sente mais relaxada e apoiada pelos seus entes queridos (Gates & Glinianaia, 2022). Estudos recentes mostram que o ambiente doméstico pode reduzir o stress e a ansiedade durante o trabalho de parto, o que, por sua vez, pode contribuir para um processo de nascimento mais rápido e menos doloroso (Smith et al., 2022). Além disso, o apoio emocional oferecido pela família e amigos presentes pode fortalecer a confiança da mulher na sua capacidade de dar à luz, resultando numa experiência mais positiva e satisfatória (Baxter & Alexander, 2022).

No entanto, é importante reconhecer que, no contexto brasileiro, a cultura do parto hospitalar ainda é predominante, e o parto domiciliar é frequentemente visto com ceticismo pelos profissionais de saúde e pelo público em geral (Andrade & Lima, 2021). Essa perceção é influenciada por décadas de práticas obstétricas que priorizam o ambiente hospitalar como o local ideal para todos os partos, independentemente do risco ou das preferências individuais das gestantes (Dahlen et al., 2023). A mudança desse paradigma requer não apenas a reeducação dos profissionais de saúde, mas também uma maior conscientização da população sobre os benefícios e a segurança do parto domiciliar planejado (Lira & Souza, 2022).

Os profissionais de saúde, especialmente os enfermeiros obstetras, têm um papel crucial na transformação dessas percepções e na promoção de práticas de parto mais humanizadas e centradas na mulher (Johnson et al., 2023). A atuação competente e efetiva desses profissionais é essencial para garantir que o parto domiciliar seja uma experiência segura e positiva. Eles devem ser capazes de aplicar seus conhecimentos de forma a manter o equilíbrio biopsicossocial da gestante e identificar precocemente quaisquer sinais de complicações, garantindo que as intervenções sejam feitas apenas quando absolutamente necessárias (Smith et al., 2023).

O movimento pela humanização do parto, no qual a enfermagem tem sido um componente fundamental, tem como objetivo resgatar a centralidade da mulher no processo de parir, reconhecendo sua capacidade de tomar decisões informadas e ser protagonista desse momento (Brasil, 2021). A humanização inclui a redução de intervenções desnecessárias, o respeito aos desejos das mulheres e a promoção de um ambiente de parto acolhedor e respeitoso, seja no hospital, em centros de parto ou em casa (Silva et al., 2023).

Além disso, o Ministério da Saúde do Brasil tem implementado políticas que incentivam a humanização do parto, promovendo o parto domiciliar planejado como uma opção válida e segura para gestações de baixo risco (Brasil, 2021). Essas políticas incluem o desenvolvimento de diretrizes para a assistência pré-natal e ao parto, orientando os profissionais de saúde na prestação de assistência integral à saúde da mulher (Gates & Glinianaia, 2022). Por meio dessas iniciativas, busca-se garantir que as mulheres tenham acesso a informações adequadas e possam fazer escolhas informadas sobre o local e o tipo de parto que desejam (Smith et al., 2023).

As enfermeiras obstétricas, através da sua formação e prática, estão numa posição única para apoiar as mulheres durante a gravidez e o processo de parto, estabelecendo uma relação de confiança que é crucial para uma experiência de parto positiva (Martinez & Lee, 2022). Esta relação inicia-se nos cuidados pré-natais, onde o enfermeiro não só monitoriza a saúde física da grávida, como também oferece apoio emocional, prepara a mulher para o parto e orienta-a sobre as opções disponíveis (Silva et al., 2023). A continuidade desses cuidados até o pós-parto garante que a mulher se sinta apoiada e segura em todas as etapas do processo, reduzindo a ansiedade e promovendo uma recuperação mais rápida e saudável (Hutton et al., 2023).

A presença contínua do enfermeiro durante o trabalho de parto e nascimento é um dos pilares da assistência obstétrica humanizada. O enfermeiro atua como um facilitador, garantindo que as necessidades e desejos da mulher sejam respeitados e que o processo de nascimento ocorra de forma tranquila e segura (Carlson et al., 2022). Isto é especialmente importante em contextos onde se opta pelo parto domiciliar, pois a segurança e o bem-estar da mãe e do bebé dependem da capacidade do profissional em responder rapidamente a quaisquer complicações que possam surgir (Gates & Glinianaia, 2022).

Para além dos cuidados individualizados, o enfermeiro obstetra desempenha também um papel essencial na educação para a saúde, promovendo práticas de parto seguras e baseadas na evidência, tanto para a comunidade como para outros profissionais de saúde (Johnson et al., 2023). Isto inclui a promoção de práticas educativas com o objetivo de divulgar informação sobre o parto domiciliário e desmistificar os preconceitos que rodeiam esta prática (Smith et al., 2023). Ao educar e empoderar as gestantes e suas famílias, o enfermeiro obstetra contribui para a criação de uma cultura de parto mais informada, segura e humanizada (Silva et al., 2023).

Além disso, a humanização do parto no contexto domiciliar exige o compromisso com a redução das desigualdades no acesso aos cuidados de saúde. Isso significa garantir que todas as mulheres, independentemente de sua condição socioeconômica, tenham acesso a profissionais qualificados e o apoio necessário para escolher o local de parto que melhor atenda às suas necessidades (Lira & Souza, 2022). A integração dos serviços de saúde, promovendo a conexão entre a atenção primária e a atenção obstétrica, é essencial para garantir que essa escolha seja possível para todas as gestantes (Brasil, 2021).

Por fim, é importante que o sistema de saúde reconheça e valorize o papel da enfermeira obstétrica como defensora e facilitadora do parto seguro e humanizado (Martinez & Lee, 2022). Isso inclui não só a formação contínua desses profissionais, mas também o apoio institucional para que possam desempenhar suas funções com autonomia e competência. Em última análise, o sucesso do parto domiciliar depende tanto da habilidade e do conhecimento dos enfermeiros obstetras quanto do sistema de saúde que os apoia e reconhece a importância do seu papel (Silva et al., 2023).

Em conclusão, a prática do parto domiciliar, quando bem planeada e conduzida por profissionais qualificados, como enfermeiros obstetras, representa uma opção segura e empoderadora para muitas mulheres (Smith et al., 2023). No entanto, é fundamental que essa prática seja apoiada por políticas públicas que promovam a humanização do parto e garantam que todas as mulheres tenham acesso aos cuidados necessários para fazer escolhas informadas e seguras. O papel do enfermeiro obstetra é crucial neste processo, garantindo que o parto domiciliar seja uma experiência positiva, respeitosa e centrada na mulher (Gates & Glinianaia, 2022)

6.3 Parto em casa: Análise das Decisões, Experiências e Resultados Através da Lente da Estratégia PICO

O parto em casa ressurgiu como uma opção para muitas mulheres em todo o mundo, particularmente entre aquelas que desejam um processo de parto mais natural e menos intervencionista. Historicamente, o parto era predominantemente realizado em casa, com a assistência de parteiras e outras mulheres da comunidade. No entanto, com o avanço da medicina moderna e a institucionalização do parto em hospitais durante o século XX, essa realidade mudou drasticamente. A mudança para o ambiente hospitalar trouxe inúmeros benefícios em termos de segurança e redução da mortalidade materna e neonatal, mas também resultou num aumento das intervenções médicas, muitas vezes desnecessárias, que podem afastar as mulheres do seu próprio processo de nascimento. Atualmente, o regresso ao parto domiciliário reflecte um movimento global de humanização do parto, onde a autonomia da mulher, o respeito pelas suas escolhas e a promoção de um ambiente seguro e acolhedor são os principais objectivos. No entanto, essa decisão ainda é cercada de muitas dúvidas, medos e desafios, tanto por parte das parturientes quanto dos profissionais de saúde. Analisar as experiências de mulheres que optaram pelo parto domiciliar, como descrito nos estudos analisados, fornece insights valiosos sobre os fatores que influenciam essa escolha e os desfechos associados **(Sjoblom et al., 2012; Happel-Parkins & Azim, 2016; Jackson, Dahlen & Schmied, 2012).**

As mulheres que consideram ou optam pelo parto domiciliário partilham geralmente certas caraterísticas e preocupações que as distinguem das que escolhem o parto hospitalar. Estas mulheres são frequentemente motivadas pelo desejo de evitar intervenções médicas desnecessárias, manter o controlo sobre o seu processo de parto e criar um ambiente mais íntimo e familiar para o nascimento dos seus filhos **(Wood et al., 2016; Jouhki, 2012).** No estudo realizado por Sjoblom et al. (2012), são analisadas as experiências de mulheres suecas que planearam dar à luz em casa, nomeadamente no que diz respeito às reacções que enfrentam por parte de amigos, familiares e profissionais de saúde. Este estudo revela que, apesar de a Suécia ter um sistema de saúde robusto e um registo positivo de saúde materna e infantil, o parto domiciliário ainda é visto com ceticismo por muitos, o que pode gerar reacções adversas nas mulheres que escolhem esta opção.

As pacientes deste estudo eram maioritariamente mulheres que queriam evitar a medicalização excessiva do parto. Elas expressaram confiança nas suas capacidades naturais de parto e procuraram um ambiente onde pudessem exercer um maior controlo sobre o processo de nascimento. No entanto, as reacções que encontraram quando comunicaram a sua decisão variaram entre o apoio relutante e a desaprovação aberta, deixando-as frequentemente numa posição em que tinham de justificar a sua escolha **(Sjoblom et al., 2012).** Estas reacções sublinham a tensão entre a escolha pessoal e as normas sociais e culturais relativas ao local e à forma como o parto deve ser realizado. Para muitas destas mulheres, a decisão de dar à luz em casa não foi apenas para evitar o hospital, mas também para afirmar o seu direito de tomar decisões informadas sobre o seu próprio corpo e o seu parto.

A experiência americana também fornece informações importantes sobre esta questão. O estudo realizado por Happel-Parkins e Azim (2016) examina as experiências de mães primíparas nos Estados Unidos que planearam ter um parto natural sem intervenções médicas. Este estudo contextualiza as experiências destas mulheres num sistema de saúde onde o parto hospitalar altamente intervencionista é a norma. As mulheres envolvidas neste estudo expressaram um forte desejo de evitar intervenções desnecessárias, como indução do parto, epidurais e cesarianas, que são práticas comuns nos hospitais dos EUA. Elas relataram que a escolha pelo parto natural, muitas vezes em casa, estava enraizada na crença da capacidade natural do corpo de dar à luz sem assistência médica invasiva. Essas mulheres enfrentaram desafios significativos, tanto em termos de apoio institucional quanto de apoio familiar, mas muitas também relataram que essa escolha lhes proporcionou uma experiência de parto mais positiva e empoderadora **(Happel-Parkins & Azim, 2016)**.

Estas narrativas sublinham a importância de respeitar a autonomia das mulheres na escolha do tipo de parto que desejam e a necessidade de prestar apoio adequado para que estas escolhas possam ser feitas em segurança e com o máximo de apoio emocional e físico. A perceção de risco é um aspeto crucial nas decisões sobre o local do parto. O estudo de Jackson, Dahlen e Schmied (2012) explora as percepções de risco entre as mulheres que optam por partos "fora do sistema", ou seja, partos domiciliários assistidos por parteiras autónomas ou partos domiciliários de alto risco, em que o parto é assistido por um profissional mas ocorre fora do contexto hospitalar. Neste estudo, as pacientes eram mulheres que, por diversas razões, optaram por evitar o sistema hospitalar. Algumas delas optaram por dar à luz sozinhas, sem assistência médica, enquanto outras procuraram o apoio de parteiras autónomas. As percepções de risco destas mulheres variavam significativamente, mas todas partilhavam uma desconfiança em relação ao sistema de saúde institucionalizado e uma forte crença na sua capacidade de gerir o parto sozinhas.

O estudo revela que, embora essas mulheres estivessem conscientes dos riscos potenciais de suas escolhas, elas também acreditavam que o ambiente hospitalar apresentava seus próprios riscos, especialmente em termos de intervenções desnecessárias e perda de autonomia **(Jackson, Dahlen & Schmied, 2012)**. Esta perceção invertida do risco, em que o hospital é visto como potencialmente mais perigoso do que o domicílio, é um tema recorrente nas discussões sobre o parto domiciliário. O planeamento cuidadoso e consciente do parto em casa é uma parte essencial deste processo. As mulheres que optam pelo parto no domicílio fazem frequentemente uma preparação pormenorizada, que inclui a seleção de profissionais de saúde que apoiem esta decisão, a preparação do ambiente doméstico para o parto e a educação contínua sobre os aspectos físicos e emocionais do parto. O estudo de Jouhki (2012) descreve o processo de tomada de decisão de mulheres na Finlândia que planeavam ter um parto em casa. A escolha do parto domiciliário foi vista como um regresso às práticas tradicionais, em que o parto é considerado um acontecimento natural e não uma condição médica que requer intervenção. As mulheres que participaram no estudo referiram que esta escolha lhes permitia manter a autonomia e o controlo sobre o processo de nascimento, em contraste com as suas experiências hospitalares, em que muitas vezes se sentiam desconsideradas ou pressionadas a aceitar intervenções desnecessárias.

Os benefícios relatados pelas mulheres que optaram pelo parto domiciliário são consistentes com os resultados de outros estudos, que indicam que o parto domiciliário, quando bem planeado e apoiado, pode proporcionar uma experiência de parto mais positiva e menos intervencionista, sem comprometer a segurança da mãe e do bebé. No entanto, os desafios logísticos e a falta de apoio profissional em alguns contextos continuam a ser obstáculos significativos (**Jouhki, 2012; Catling-Paull et al., 2013**). Comparar o parto domiciliário com o parto hospitalar ou com contextos onde o parto domiciliário é menos apoiado é crucial para compreender as diferenças nas experiências das mulheres, os desafios enfrentados e os resultados alcançados. No estudo realizado por Coddington, Catling e Homer (2017), são exploradas as experiências de parteiras que transitaram da prestação de cuidados em hospitais para programas de parto domiciliar com financiamento público na Austrália. A comparação aqui é entre o modelo hospitalar tradicional e os programas de parto domiciliar, que oferecem uma alternativa institucionalizada ao parto domiciliar. As parteiras referiram que, embora o parto hospitalar ofereça uma estrutura e recursos que podem ser reconfortantes, também impõe restrições aos cuidados centrados na mulher, dando muitas vezes prioridade aos procedimentos padronizados em detrimento das necessidades individuais da parturiente. A transição para o parto domiciliar, apesar de desafiadora, foi vista pelas parteiras como uma oportunidade de praticar um cuidado mais personalizado e humanizado. As mulheres que participaram desses programas relataram níveis mais elevados de satisfação, em grande parte devido à continuidade dos cuidados e à capacidade de tomar decisões informadas num ambiente familiar (**Coddington, Catling & Homer, 2017**). Este sentimento de confiança no parto domiciliário é reforçado pelas políticas públicas que apoiam esta prática. O estudo de Catling-Paull et al. (2013) examina as razões pelas quais as mulheres multíparas na Austrália se sentem confiantes em ter um parto domiciliário num modelo de cuidados financiado por fundos públicos. As mulheres relataram que a confiança no parto domiciliar vinha não só das suas experiências positivas anteriores, mas também do apoio oferecido pelos programas de saúde pública, que garantiam cuidados contínuos de parteiras e acesso a cuidados de emergência, se necessário.

A confiança no parto em casa foi ainda reforçada pela perceção de que o ambiente hospitalar, embora seguro, podia ser impessoal e excessivamente medicalizado. Em contrapartida, o parto em casa proporcionava um ambiente em que as mulheres se sentiam mais confortáveis, seguras e no controlo do processo de nascimento. Os resultados associados ao parto em casa, tais como uma maior satisfação, uma sensação de controlo e uma menor incidência de intervenções médicas, sublinham os potenciais benefícios desta escolha. No entanto, os desafios logísticos e a falta de apoio profissional em alguns contextos continuam a ser obstáculos significativos **(Catling-Paull et al., 2013; Souza et al., 2014).** Por exemplo, o estudo de Souza et al. (2014) identifica as razões pelas quais as mulheres optaram pelo parto domiciliar e avalia os cuidados obstétricos recebidos pelas parturientes em suas casas. Este estudo revela que, para muitas mulheres, o parto domiciliar representa uma oportunidade de afirmar sua autonomia e confiança na capacidade natural de seus corpos. Apesar dos desafios logísticos e das potenciais complicações, as mulheres que optaram pelo parto domiciliário relataram elevados níveis de satisfação e uma sensação de empoderamento que raramente experimentaram nos partos hospitalares. A presença de enfermeiras obstétricas e parteiras com formação foi crucial para garantir que estas mulheres se sentissem seguras e apoiadas durante todo o processo.

Estes resultados são consistentes com as conclusões de outros estudos, que indicam que o parto em casa, quando bem planeado e apoiado, pode proporcionar uma experiência de parto mais positiva e menos intervencionista, sem comprometer a segurança da mãe e do bebé. No entanto, o estudo de Lessa et al. (2013) destaca a importância de fornecer informações adequadas e respeitar o direito da mulher de escolher onde dar à luz. Os resultados desse estudo enfatizam que a escolha informada é um direito fundamental das mulheres e que o acesso a informações precisas e imparciais é essencial para que elas tomem decisões que reflitam suas necessidades e desejos. As mulheres que participaram no estudo referiram que o acesso a informação detalhada sobre o parto domiciliário lhes permitiu fazer escolhas mais informadas e confiantes.

Por fim, o estudo de Ludgren (2010) descreve as experiências de mulheres que decidiram dar à luz em casa, mesmo quando a assistência profissional no domicílio não era uma opção no sistema público de saúde. Neste estudo, as mulheres que optaram por dar à luz em casa sem apoio profissional relataram uma série de desafios, incluindo a falta de apoio médico e a necessidade de lidar com o processo de nascimento de forma quase autossuficiente. No entanto, também salientaram as vantagens de estarem num ambiente familiar e de terem total controlo sobre o processo de parto. Os resultados mostram que, embora o parto em casa sem apoio profissional possa apresentar riscos significativos, muitas mulheres continuam a escolher esta opção devido a experiências anteriores negativas em hospitais ou devido à falta de alternativas viáveis no sistema de saúde público.

A análise dos estudos utilizando a estratégia PICO revela uma complexa rede de factores que influenciam a decisão das mulheres de optarem pelo parto em casa em vez do parto hospitalar. As pacientes que optam pelo parto em casa são frequentemente motivadas pelo desejo de evitar intervenções médicas desnecessárias, manter o controlo sobre o processo de nascimento e assegurar um ambiente íntimo e familiar para o parto. A escolha e o planeamento do parto em casa envolvem uma série de considerações práticas, emocionais e logísticas que podem variar significativamente consoante o contexto cultural, as condições de saúde da mãe e a disponibilidade de apoio profissional. Comparar o parto domiciliário com o parto hospitalar ou com contextos em que o parto domiciliário é menos apoiado é crucial para compreender as diferenças nas experiências das mulheres, os desafios enfrentados e os resultados alcançados.

Os resultados associados ao parto em casa, tais como uma maior satisfação, uma sensação de controlo e uma menor incidência de intervenções médicas, sublinham os potenciais benefícios desta escolha. No entanto, os desafios logísticos e a falta de apoio profissional em alguns contextos continuam a ser obstáculos significativos. Em última análise, a decisão de optar pelo parto domiciliar deve ser respeitada como um direito fundamental das mulheres, e os profissionais de saúde devem estar preparados para fornecer o apoio necessário para garantir que essa escolha seja segura e bem-sucedida **(Ludgren, 2010; Lessa et al., 2013; Souza et al., 2014).**

7 POSIÇÃO DE PARTO

A escolha da posição de parto é um fator crítico na experiência do parto, afectando tanto o conforto como os resultados para a mãe e o bebé. A decisão sobre a posição de parto pode influenciar significativamente a evolução do trabalho de parto, o controlo da dor e os resultados globais do parto. Várias posições podem afetar a dinâmica do trabalho de parto e a eficácia das estratégias de alívio da dor, realçando a importância de uma tomada de decisão informada para as mães e os profissionais de saúde.

7.1 Perspectivas históricas e culturais

Historicamente, as posições de parto têm variado significativamente entre culturas e épocas, reflectindo normas sociais, práticas médicas e crenças sobre o parto. Em muitas culturas antigas, as posições eretas e ativas eram comuns, com a crença de que essas posições facilitavam um trabalho de parto mais eficiente. Esta prática contrastava frequentemente com outras culturas que preferiam as posições supina ou de litotomia, associadas a práticas médicas específicas ou a visões sociais sobre o parto.

No antigo Egito, por exemplo, as provas sugerem que as mulheres davam frequentemente à luz em posições de cócoras ou ajoelhadas, que se acreditava facilitarem o processo de parto (Fisher, 2022). Do mesmo modo, nas práticas tradicionais chinesas, as mulheres eram encorajadas a adotar várias posições verticais para ajudar no trabalho de parto (Li et al., 2021). A passagem para as posições supina e de litotomia na medicina ocidental durante os séculos XIX e XX marcou uma mudança significativa, impulsionada pelos avanços na tecnologia médica e pela preocupação em melhorar o acesso dos prestadores de cuidados de saúde durante o parto (Smith, 2023).

A medicina moderna introduziu várias posições baseadas em evidências empíricas e diretrizes clínicas, com o objetivo de otimizar os resultados maternos e neonatais. A evolução das posições de parto reflecte mudanças mais amplas na prática médica, atitudes culturais e avanços tecnológicos. A compreensão deste contexto histórico ajuda a enquadrar as práticas actuais e o debate em curso sobre as posições de parto mais eficazes (Jones, 2024).

O objetivo desta análise abrangente é explorar os factores que influenciam a escolha da posição de parto, discutindo as vantagens e desvantagens das várias posições e fornecendo orientações às mães e aos profissionais de saúde. Ao examinar as práticas históricas, as variações culturais e as perspectivas médicas modernas, esta análise visa melhorar a compreensão das posições de parto e as suas implicações no trabalho de parto e no parto.

Compreender as implicações das diferentes posições de parto é essencial para tomar decisões informadas. Factores como o conforto, a evolução do trabalho de parto e considerações médicas desempenham um papel crucial na determinação da posição mais adequada. Esta discussão abordará estes aspectos, fornecendo uma análise aprofundada da forma como as diferentes posições podem ter impacto no trabalho de parto e no parto (Brown et al., 2024).

7.2 Factores que afectam a escolha da posição de parto

Vários factores influenciam a escolha da posição de parto, incluindo o conforto e as preferências pessoais, considerações médicas e a evolução do trabalho de parto. Cada um destes factores desempenha um papel crucial na determinação da posição de parto mais adequada, e compreender a sua interação é vital para tomar decisões informadas (O conforto e as preferências pessoais são fundamentais na escolha de uma posição de parto. As mulheres podem ter inclinações específicas com base em experiências passadas, crenças culturais ou níveis de conforto individuais. Por exemplo, algumas mulheres podem preferir posições verticalizadas devido a experiências passadas positivas ou práticas culturais, enquanto outras podem optar por posições mais reclinadas com base no conforto pessoal (Williams, 2023).

O conforto pode ser influenciado por factores como os níveis de dor, a fase do trabalho de parto e a disponibilidade de apoio durante o parto. As mulheres que já tiveram um parto anterior podem ter preferências específicas com base nas suas experiências passadas, enquanto as mães de primeira viagem podem confiar mais nas recomendações dos profissionais de saúde (Miller et al., 2024).

As considerações médicas desempenham um papel importante na determinação da posição de parto mais adequada. Certas posições podem ser recomendadas para gerir complicações ou condições específicas. Por exemplo, as mulheres com sofrimento fetal podem beneficiar de posições que melhorem a oxigenação fetal, enquanto as mulheres com dores nas costas podem encontrar alívio nas posições laterais (Taylor, 2023).

Os profissionais de saúde devem avaliar a situação clínica de cada mulher e recomendar posições que dêem prioridade à segurança e ao bem-estar. Isto inclui monitorizar o progresso do trabalho de parto e ajustar as posições conforme necessário para resolver quaisquer preocupações emergentes (Johnson & Brown, 2022).

A evolução do trabalho de parto pode influenciar a eficácia das diferentes posições de parto. Algumas posições podem otimizar o posicionamento fetal, melhorar as contracções e facilitar a evolução do trabalho de parto. Por exemplo, a posição vertical pode ajudar a descida do feto e encurtar a duração do trabalho de parto, enquanto a posição supina pode impedir estes benefícios (Martin, 2023).

Monitorizar o progresso do trabalho de parto e adaptar as posições conforme necessário pode melhorar a experiência geral do parto. Os profissionais devem estar preparados para apoiar as mulheres na mudança de posição com base nas suas necessidades e na dinâmica evolutiva do trabalho de parto (Wilson, 2024).

7.3 Visão geral das posições de parto

7.3.1 Tipos de posições de parto

Existem várias posições de parto disponíveis, cada uma com os seus próprios benefícios e considerações. Compreender estas posições e as suas implicações no trabalho de parto e no parto é crucial para tomar decisões informadas (Davis et al., 2024).

Posição supina

A posição supina consiste em deitar-se de costas com as pernas elevadas ou planas. Esta posição é frequentemente utilizada em contextos médicos devido à sua conveniência para intervenções como a monitorização e a administração de medicamentos. No entanto, pode levar ao aumento das dores nas costas e ao prolongamento do trabalho de parto (Adams, 2023).

- *Vantagens*: Conveniente para intervenções médicas, permite uma fácil monitorização e administração de medicamentos (Smith et al., 2024). Esta posição facilita o acesso rápido a procedimentos de emergência e é comum em ambientes hospitalares onde a equipa médica tem de estar prontamente disponível.
- *Desvantagens*: Pode aumentar a dor nas costas, prolongar o trabalho de parto e limitar a mobilidade materna. A utilização prolongada desta posição pode provocar desconforto e complicações como a redução do fluxo sanguíneo uterino, o que pode afetar o bem-estar da mãe e do bebé (Jones, 2023).

Posição de litotomia

Na posição de litotomia, a mulher deita-se de costas com as pernas apoiadas em estribos. Esta posição é habitualmente utilizada nos hospitais devido ao seu acesso para intervenções médicas. Embora permita um acesso fácil aos prestadores de cuidados de saúde, pode limitar os movimentos e o conforto da mãe (Brown et al., 2024).

- *Vantagens*: Proporciona um bom acesso aos prestadores de cuidados de saúde e facilita determinados procedimentos médicos. Esta posição é frequentemente utilizada durante partos vaginais e intervenções instrumentais, permitindo um controlo preciso e visibilidade (Taylor, 2024).
- *Desvantagens*: Pode restringir os movimentos maternos, contribuir para o desconforto e para um trabalho de parto mais longo. A utilização de estribos pode criar uma pressão adicional no períneo, levando a possíveis complicações, como lacerações ou aumento da dor (Wilson, 2023).

Posição lateral

Esta posição consiste em deitar-se de lado, o que pode ajudar a reduzir a pressão perineal e facilitar o posicionamento do feto. É frequentemente recomendada para mulheres com determinadas patologias ou com dores de costas (Green, 2024).

- *Vantagens*: Reduz a pressão perineal, pode ajudar no posicionamento do feto e nas dores de costas. A posição lateral permite uma melhor circulação e pode ser benéfica para as mulheres com doenças como a pré-eclâmpsia ou a hipertensão (Miller et al., 2024).
- *Desvantagens*: Pode não ser tão eficaz para a progressão do trabalho de parto como as posições verticais. Embora proporcione alívio de certos desconfortos, a posição lateral pode não promover a abertura pélvica ou a descida do feto tanto quanto outras posições (Davis, 2023).

Posições Verticais

As posições verticalizadas incluem estar de pé, de cócoras ou ajoelhada. Estas posições utilizam a gravidade para ajudar o trabalho de parto a progredir e podem melhorar o conforto. Também permitem uma maior mobilidade e uma participação ativa no processo de parto (Johnson & Smith, 2023).

- *Vantagens*: Utiliza a gravidade para facilitar o trabalho de parto, melhora o conforto e promove a participação ativa. As posições verticalizadas podem aumentar a eficiência das contracções, apoiar a descida do feto e reduzir a duração do trabalho de parto (Adams et al., 2024).

- *Desvantagens*: Pode exigir mais esforço físico e algumas posições podem ser difíceis de manter durante períodos prolongados. As mulheres em posições verticalizadas podem sentir fadiga ou desconforto, exigindo ajustes e apoio dos profissionais de saúde (Brown, 2024).

7.4 Vantagens e desvantagens das diferentes posições

Cada posição de parto oferece benefícios e desafios distintos. A escolha da posição deve ter em conta as necessidades individuais, a fase do trabalho de parto e considerações médicas.

Posições Verticais vs. Posições Reclinadas

As posições verticalizadas demonstraram ter potencial para reduzir a duração do trabalho de parto e melhorar a experiência geral (Jones, 2024). No entanto, podem não ser adequadas para todas as mulheres, especialmente para aquelas que têm dificuldade em manter estas posições (Green, 2023).

Por outro lado, as posições reclinadas, como a supina e a litotomia, podem ser mais confortáveis para algumas mulheres e permitir uma melhor monitorização médica (Davis, 2024). No entanto, essas posições podem não oferecer os mesmos benefícios para o progresso do trabalho de parto e a redução da dor (Williams, 2023).

Influência das preferências individuais

As preferências individuais desempenham um papel importante na escolha da posição de parto. Algumas mulheres podem ter preferências específicas com base nas suas experiências passadas ou necessidades pessoais. Essas preferências devem ser respeitadas sempre que possível, equilibrando-as com considerações médicas e de segurança (Smith et al., 2024).

Considerações médicas e de segurança

A segurança da mãe e do bebé deve ser a prioridade na escolha da posição de parto. Certas condições médicas podem exigir ajustes na posição para otimizar a segurança e o conforto. Os profissionais de saúde devem estar preparados para ajustar as posições conforme necessário para atender às necessidades emergentes durante o trabalho de parto (Johnson & Brown, 2024).

7.4.1 Considerações e recomendações

Considerações para os profissionais de saúde

Os profissionais de saúde desempenham um papel crucial no apoio às mulheres durante o parto. Eles devem estar cientes dos benefícios e limitações das diferentes posições e fornecer apoio personalizado com base nas necessidades individuais das pacientes. Isso inclui fornecer informações claras, apoiar as preferências da mãe e ajustar as posições conforme necessário (Green, 2024).

Adaptação e flexibilidade

A flexibilidade é essencial na escolha de uma posição de parto. As mulheres devem ser encorajadas a experimentar posições diferentes e a adaptar-se conforme necessário para melhorar o conforto e a evolução do trabalho de parto. Os profissionais de saúde devem estar preparados para oferecer apoio e ajustes contínuos à medida que o trabalho de parto evolui (Jones, 2023).

Apoio à mãe

O apoio emocional e físico é crucial para a experiência do parto. As mulheres devem sentir-se apoiadas nas suas escolhas de posição e ter acesso a recursos e apoio contínuos. Isto inclui fornecer informações, responder a preocupações e oferecer assistência na mudança de posição, se necessário (Smith, 2024).

A escolha da posição de parto é uma decisão complexa e multifacetada que pode ter um impacto significativo na experiência do parto. Compreender as várias opções, as suas vantagens e desvantagens e as preferências individuais é essencial para tomar decisões informadas. Os profissionais de saúde desempenham um papel vital na orientação e apoio às mulheres na escolha da posição mais adequada às suas necessidades e na garantia de uma experiência de parto positiva.

A investigação futura e o exame contínuo das posições de parto podem melhorar ainda mais a nossa compreensão do seu impacto nos resultados do trabalho de parto e do parto. Ao integrar perspectivas históricas, variações culturais e conhecimentos médicos modernos, podemos melhorar as práticas e apoiar as mulheres para que tenham a melhor experiência de parto possível.

8 IMPLICAÇÕES PARA A PRÁTICA DE ENFERMAGEM

As implicações para a prática de enfermagem no contexto da escolha entre o parto domiciliário e o parto hospitalar são vastas e envolvem vários aspectos da formação, da prática e das atitudes dos profissionais de saúde, nomeadamente dos enfermeiros. Apresentamos de seguida algumas dessas implicações em pormenor:

- **Formação e educação contínuas:** Os enfermeiros devem ser continuamente treinados e atualizados sobre as práticas de parto, tanto no ambiente hospitalar quanto no domiciliar. Isso inclui o conhecimento das diretrizes atuais, técnicas de assistência ao parto, manejo de complicações e, principalmente, a humanização da assistência. A educação continuada deve abranger não só aspectos técnicos, mas também habilidades de comunicação, empatia e apoio emocional, fundamentais para atender às necessidades das mulheres que optam pelo parto domiciliar.

- **Apoiar a autonomia da mulher:** Um dos pilares da prática de enfermagem, especialmente no contexto do parto, é o respeito pela autonomia da mulher. Os enfermeiros devem estar preparados para apoiar as decisões informadas tomadas pelas mulheres sobre o local do parto, oferecendo informações claras e baseadas em evidências, sem impor as suas próprias opiniões. Este apoio inclui o respeito pelo desejo da mulher de ter um parto em casa, desde que estejam reunidas as condições de segurança necessárias, e a garantia de que a mulher se sente capacitada e em controlo do seu próprio processo de parto.

- **Promover a Humanização do Parto:** A prática de enfermagem deve estar alinhada com os princípios da humanização do parto, que inclui o respeito à individualidade, à dignidade e às escolhas da mulher. Os enfermeiros devem trabalhar para criar um ambiente de cuidados que seja acolhedor e centrado na mulher, seja no hospital ou em casa. Isso pode envolver o uso de práticas menos intervencionistas, como a promoção de posições confortáveis durante o trabalho de parto, técnicas não farmacológicas de alívio da dor e apoio contínuo e próximo.

- **Colaboração Multidisciplinar:** No contexto do parto domiciliário, o papel da enfermeira envolve frequentemente a colaboração com outros profissionais, como doulas, parteiras e médicos. Esta colaboração interdisciplinar é crucial para garantir cuidados abrangentes e seguros tanto para a mulher como para o bebé. Os enfermeiros devem estar preparados para trabalhar em equipa, comunicando eficazmente com outros profissionais e com a própria mulher, para garantir que todos os aspectos dos cuidados são abordados.

- **Preparação para situações de emergência:** Embora o parto domiciliário planeado seja seguro para gravidezes de baixo risco, as enfermeiras que trabalham neste contexto devem estar preparadas para reconhecer rapidamente sinais de complicações e agir de forma eficiente. Isto inclui o desenvolvimento de planos de contingência, como a transferência rápida para um hospital em caso de emergência. A prontidão para lidar com situações de emergência é uma competência essencial que deve ser constantemente reforçada na prática de enfermagem.

- **Capacitar e educar as mulheres:** Uma parte crucial do papel da enfermeira é educar e capacitar as mulheres para que possam tomar decisões informadas sobre o seu parto. Isso envolve fornecer informações sobre os benefícios e riscos de diferentes locais de parto, opções de controle da dor e o que esperar durante o processo de parto. A educação deve ser personalizada, respeitando as necessidades e preferências de cada mulher, e deve começar nos cuidados pré-natais, continuando até ao pós-parto.

- **Redução de intervenções desnecessárias:** Uma prática importante no contexto da humanização do parto é a redução de intervenções médicas desnecessárias. Os enfermeiros devem estar atentos para não realizar ou sugerir intervenções que não sejam clinicamente indicadas, respeitando o curso natural do parto e a autonomia da mulher. Isto é particularmente relevante em ambientes hospitalares, onde a cultura de intervenções pode ser mais prevalente.

- **Promovendo o parto domiciliar seguro:** No Brasil e em outros locais onde o parto domiciliar ainda é visto com ceticismo, os enfermeiros têm um papel importante na promoção e validação dessa prática como uma opção segura e viável. Isso inclui educar mulheres, famílias e até mesmo outros profissionais de saúde sobre a segurança e os benefícios do parto domiciliar, desde que realizado em condições adequadas e com o apoio de profissionais qualificados.

- **Políticas de Saúde:** Os enfermeiros também têm um papel fundamental na defesa de políticas de saúde que apoiem a humanização do parto e o direito das mulheres de escolher o local de nascimento. Isto pode incluir a participação em comissões de saúde, a contribuição para o desenvolvimento de diretrizes clínicas e a promoção de mudanças nas políticas públicas que facilitem o acesso ao parto domiciliário seguro.

- **Reflexão ética e pessoal:** Finalmente, os enfermeiros devem refletir continuamente sobre as suas próprias atitudes e crenças relativamente aos partos em casa e no hospital. Esta reflexão é crucial para evitar preconceitos e garantir que os cuidados prestados são verdadeiramente centrados na mulher. Respeitar a diversidade de escolhas e experiências é essencial para oferecer cuidados de qualidade que satisfaçam verdadeiramente as necessidades de cada mulher.

Em suma, as implicações para a prática de enfermagem no contexto da escolha entre parto domiciliar e parto hospitalar são vastas e exigem dos enfermeiros não só competências técnicas, mas também um profundo compromisso com a humanização do cuidado e o respeito à autonomia da mulher. A formação contínua, a preparação para situações de emergência, a educação das mulheres e o envolvimento nas políticas de saúde são fundamentais para garantir que todas as mulheres possam vivenciar o nascimento do seu filho da forma mais segura, respeitosa e empoderadora possível.

9 VIOLÊNCIA OBSTÉTRICA NA ESCOLHA DA POSIÇÃO DE PARTO E DO TIPO DE PARTO

A violência obstétrica, um conceito que tem vindo a ganhar cada vez mais atenção na área da saúde, refere-se a qualquer ato ou omissão que resulte em sofrimento físico ou psicológico para a mulher durante o parto. Este fenómeno pode manifestar-se de várias formas, desde procedimentos invasivos não consentidos até ao desrespeito pelas preferências da mulher relativamente à posição de parto e ao tipo de parto. A escolha da posição de parto e do tipo de parto são momentos cruciais em que as mulheres podem ser particularmente vulneráveis à violência obstétrica. Esta discussão explora a dimensão da violência obstétrica nas escolhas relacionadas com a posição e o tipo de parto, analisando as implicações para a saúde da mulher e a qualidade dos cuidados obstétricos.

9.1 Violência obstétrica e escolha da posição de nascimento

A violência obstétrica engloba uma série de práticas que desrespeitam ou minam a dignidade, a autonomia e o bem-estar das mulheres durante o parto. Esta violência pode manifestar-se através de várias formas, incluindo a coação para se submeter a um determinado tipo de parto, como uma cesariana, sem ter suficientemente em conta as preferências da mulher e os riscos envolvidos. O tipo de parto, seja vaginal ou cesárea, é um aspeto crítico em que a violência obstétrica pode ocorrer, muitas vezes influenciada por pressões institucionais e falta de informações abrangentes (Hodnett et al., 2013). Esta secção examina a forma como a violência obstétrica se cruza com a escolha do tipo de parto e as implicações para a saúde e os direitos das mulheres.

As cesarianas são por vezes efectuadas devido a complicações sentidas durante o trabalho de parto ou por conveniência, em vez de serem o resultado de uma escolha informada feita pela mulher. Os estudos demonstraram que os partos por cesariana são frequentemente utilizados em excesso, sendo que as pressões institucionais e a falta de cuidados centrados na paciente contribuem para esta tendência (Hodnett et al., 2013). Estas pressões podem resultar de factores como constrangimentos de agenda, medo de litígios ou vantagens de segurança percebidas, que podem ofuscar as preferências da mulher e o seu consentimento informado.

A falta de informação completa fornecida às mulheres sobre as suas opções de parto contribui significativamente para a violência obstétrica. Quando as mulheres não estão totalmente informadas sobre os riscos, benefícios e alternativas às cesarianas, a sua capacidade de tomar decisões autónomas e informadas fica comprometida (Kozhimannil et al., 2020). Esta falta de transparência e a potencial coação por parte dos profissionais de saúde podem levar a que as mulheres se sintam pressionadas a escolher um tipo de parto que não preferiam inicialmente, o que constitui uma forma de violência obstétrica.

A coerção no processo de tomada de decisão pode ter efeitos profundos no sentimento de autonomia e controlo da mulher durante o parto. As mulheres que são coagidas a submeter-se a cesarianas ou a outras intervenções experimentam frequentemente sentimentos de perda de controlo e de violação dos seus direitos (Catling-Paull et al., 2013). Esta sensação de impotência pode ter efeitos psicológicos duradouros, afectando a satisfação geral da mulher com a experiência do parto e a sua saúde mental no pós-parto.

O respeito pelas preferências das mulheres relativamente ao tipo de parto é essencial para prestar cuidados maternos de qualidade e reduzir os casos de violência obstétrica. Práticas baseadas em evidências que priorizam o consentimento informado e a tomada de decisão compartilhada são cruciais para garantir que as mulheres estejam totalmente envolvidas nas decisões sobre seus cuidados (OMS, 2019). Esta abordagem não só respeita a autonomia da mulher, como também promove melhores resultados de saúde e uma experiência de parto mais positiva.

O consentimento informado é um princípio fundamental na prevenção da violência obstétrica. Exige que as mulheres recebam informações completas sobre as suas opções de parto, incluindo os potenciais riscos e benefícios da cesariana em relação ao parto vaginal (OMS, 2019). Esta informação deve permitir que as mulheres façam escolhas que estejam de acordo com os seus valores e preferências pessoais, reduzindo assim a probabilidade de sofrerem coação ou pressão por parte dos prestadores de cuidados de saúde.

A tomada de decisão partilhada é uma abordagem colaborativa em que os profissionais de saúde e as mulheres trabalham em conjunto para tomar decisões informadas sobre o tipo de parto. Este processo envolve a discussão de todas as opções disponíveis, considerando as preferências da mulher e assegurando que ela compreenda os potenciais resultados de cada escolha (Hodnett et al., 2013). A implementação de práticas de tomada de decisão partilhada pode ajudar a mitigar a violência obstétrica, promovendo um ambiente mais solidário e respeitoso.

Os efeitos da violência obstétrica vão para além da experiência do parto e podem influenciar o bem-estar pós-parto. As mulheres que sofrem coerção ou falta de respeito durante o parto têm maior probabilidade de enfrentar desafios como a depressão pós-parto, dificuldade em criar laços com o bebé e insatisfação com a sua experiência de parto (McGrath & Kennell, 2008). Por conseguinte, a abordagem da violência obstétrica é crucial para garantir não só uma experiência de parto positiva, mas também resultados favoráveis para a saúde mental materna.

As políticas que promovem cuidados respeitosos e dignos são essenciais para reduzir a violência obstétrica relacionada com o tipo de parto. Documentos e diretrizes de políticas de saúde, como os da OMS, defendem práticas que respeitem a autonomia das mulheres e apoiem a tomada de decisões informadas (OMS, 2019). A implementação destas políticas a nível institucional e individual pode ajudar a garantir que as mulheres não são sujeitas a intervenções desnecessárias e que as suas preferências são respeitadas ao longo do processo de parto.

A abordagem da violência obstétrica no contexto do tipo de parto requer uma abordagem multifacetada que inclua a melhoria da transparência da informação, a promoção da tomada de decisões partilhada e o respeito pelas preferências das mulheres. Ao promover um ambiente mais respeitoso e colaborativo, os profissionais de saúde podem ajudar a reduzir o risco de violência obstétrica e melhorar a experiência geral do parto. Assegurar que as mulheres têm autonomia para fazer escolhas informadas sobre o seu tipo de parto não só apoia os seus direitos, como também contribui para melhores resultados em termos de saúde e para uma experiência de parto mais positiva.

9.2 Violência obstétrica e tipo de parto

A violência obstétrica engloba uma série de práticas que desrespeitam ou comprometem a dignidade, a autonomia e o bem-estar das mulheres durante o parto. Esta violência pode manifestar-se de várias formas, incluindo a coação a um determinado tipo de parto, como a cesariana, sem ter em conta as preferências da mulher e os riscos envolvidos. O tipo de parto, seja vaginal ou cesárea, é um aspeto crítico onde a violência obstétrica pode ocorrer, muitas vezes influenciada por pressões institucionais e falta de informações abrangentes (Hodnett et al., 2013). Esta secção explora a forma como a violência obstétrica se cruza com a escolha do tipo de parto e as implicações para a saúde e os direitos das mulheres.

As cesarianas são por vezes efectuadas devido a complicações sentidas durante o trabalho de parto ou por conveniência, em vez de serem o resultado de uma escolha informada feita pela mulher. Os estudos demonstraram que os partos por cesariana são frequentemente utilizados em excesso, sendo que as pressões institucionais e a falta de cuidados centrados na paciente contribuem para esta tendência (Hodnett et al., 2013). Estas pressões podem resultar de factores como constrangimentos de agenda, medo de litígios ou vantagens de segurança percebidas, que podem ofuscar as preferências da mulher e o seu consentimento informado.

A falta de informação completa fornecida às mulheres sobre as suas opções de parto contribui significativamente para a violência obstétrica. Quando as mulheres não estão totalmente informadas sobre os riscos, benefícios e alternativas às cesarianas, a sua capacidade de tomar decisões autónomas e informadas fica comprometida (Kozhimannil et al., 2020). Esta falta de transparência e a potencial coação por parte dos profissionais de saúde podem levar a que as mulheres se sintam pressionadas a escolher um tipo de parto que não preferiam inicialmente, o que constitui uma forma de violência obstétrica.

A coerção no processo de tomada de decisão pode ter efeitos profundos no sentimento de autonomia e controlo da mulher durante o parto. As mulheres que são coagidas a submeter-se a cesarianas ou a outras intervenções experimentam frequentemente sentimentos de perda de controlo e de violação dos seus direitos (Catling-Paull et al., 2013). Esta sensação de impotência pode ter efeitos psicológicos duradouros, afectando a satisfação geral da mulher com a experiência do parto e a sua saúde mental no pós-parto.

O respeito pelas preferências das mulheres relativamente ao tipo de parto é essencial para prestar cuidados maternos de qualidade e reduzir os casos de violência obstétrica. Práticas baseadas em evidências que priorizam o consentimento informado e a tomada de decisão compartilhada são cruciais para garantir que as mulheres estejam totalmente envolvidas nas decisões sobre seus cuidados (OMS, 2019). Esta abordagem não só respeita a autonomia da mulher, como também promove melhores resultados de saúde e uma experiência de parto mais positiva.

O consentimento informado é um princípio fundamental na prevenção da violência obstétrica. Exige que as mulheres recebam informações completas sobre as suas opções de parto, incluindo os potenciais riscos e benefícios das cesarianas em relação ao parto vaginal (OMS, 2019). Esta informação deve permitir que as mulheres façam escolhas que estejam de acordo com os seus valores e preferências pessoais, reduzindo assim a probabilidade de sofrerem coação ou pressão por parte dos profissionais de saúde.

A tomada de decisão partilhada é uma abordagem colaborativa em que os profissionais de saúde e as mulheres trabalham em conjunto para tomar decisões informadas sobre o tipo de parto. Este processo envolve a discussão de todas as opções disponíveis, considerando as preferências da mulher e assegurando que ela compreenda os potenciais resultados de cada escolha (Hodnett et al., 2013). A implementação de práticas de tomada de decisão partilhada pode ajudar a mitigar a violência obstétrica, promovendo um ambiente mais solidário e respeitoso.

Os efeitos da violência obstétrica vão para além da experiência do parto e podem influenciar o bem-estar pós-parto. As mulheres que sofrem coerção ou falta de respeito durante o parto têm maior probabilidade de enfrentar desafios como a depressão pós-parto, dificuldade em criar laços com o bebé e insatisfação com a sua experiência de parto (McGrath & Kennell, 2008). Por conseguinte, a abordagem da violência obstétrica é crucial para garantir não só uma experiência de parto positiva, mas também resultados favoráveis para a saúde mental materna.

As políticas que promovem cuidados respeitosos e dignos são essenciais para reduzir a violência obstétrica relacionada com o tipo de parto. Documentos e diretrizes de políticas de saúde, como os da OMS, defendem práticas que respeitem a autonomia das mulheres e apoiem a tomada de decisões informadas (OMS, 2019). A implementação destas políticas a nível institucional e individual pode ajudar a garantir que as mulheres não são sujeitas a intervenções desnecessárias e que as suas preferências são respeitadas ao longo do processo de parto.

A abordagem da violência obstétrica no contexto do tipo de parto requer uma abordagem multifacetada que inclua a melhoria da transparência da informação, a promoção da tomada de decisões partilhada e o respeito pelas preferências das mulheres. Ao promover um ambiente mais respeitoso e colaborativo, os profissionais de saúde podem ajudar a reduzir o risco de violência obstétrica e melhorar a experiência geral do parto. Assegurar que as mulheres têm autonomia para fazer escolhas informadas sobre o seu tipo de parto não só apoia os seus direitos, como também contribui para melhores resultados em termos de saúde e para uma experiência de parto mais positiva.

9.3 Implicações da violência obstétrica na experiência do parto

A violência obstétrica, particularmente no contexto da escolha de posições e tipos de parto, pode ter um impacto profundo na experiência geral de parto e na saúde subsequente da mulher. Esta forma de violência conduz frequentemente a resultados negativos no parto e a efeitos emocionais e psicológicos duradouros (McGrath & Kennell, 2008). As mulheres submetidas a este tipo de violência referem frequentemente que se sentem desempoderadas e traumatizadas, o que pode diminuir a sua satisfação geral com o processo de nascimento e afetar a sua ligação com o recém-nascido. Estas experiências realçam a necessidade crítica de cuidados respeitosos e de apoio durante o parto para salvaguardar o bem-estar da mãe e do bebé.

Bohren et al. (2017) enfatizam que a violência obstétrica pode ter resultados adversos significativos, incluindo distúrbios psicológicos como depressão pós-parto, desafios na ligação mãe-bebé e dificuldades com a amamentação. A falta de controlo e autonomia durante o trabalho de parto pode exacerbar estes problemas, levando a uma experiência de parto menos satisfatória. Além disso, a perturbação da ligação e da amamentação precoce pode ter efeitos em cascata na saúde e no desenvolvimento do bebé, sublinhando a importância de um ambiente de parto favorável.

A Organização Mundial de Saúde (OMS) sublinha que o respeito pelas preferências das mulheres e a prestação de cuidados de apoio são essenciais para melhorar os resultados maternos e a satisfação geral com o parto (OMS, 2018). Isso inclui reconhecer e acomodar as escolhas das mulheres em relação às posições e tipos de parto, o que pode melhorar significativamente sua experiência e reduzir o risco de trauma e insatisfação. Uma abordagem respeitosa não só beneficia a mãe, mas também influencia positivamente as primeiras experiências de vida do recém-nascido e a sua saúde a longo prazo.

O combate à violência obstétrica requer uma abordagem multifacetada que dê prioridade à autonomia das mulheres e à tomada de decisões informadas. A implementação de práticas baseadas em evidências que respeitem e apoiem as escolhas das mulheres é crucial para mitigar a violência obstétrica (Joumhi, 2012). Os profissionais de saúde devem ser treinados em comunicação eficaz e cuidados respeitosos para garantir que as preferências das mulheres sejam honradas e sua autonomia seja mantida durante todo o processo de parto.

Os programas de formação para os prestadores de cuidados de saúde devem centrar-se no reforço das capacidades de comunicação e no respeito pelos direitos das mulheres. Estes programas podem ajudar a reduzir os casos de coerção e a garantir que as mulheres estão plenamente informadas sobre as suas opções de parto. Ao promover uma cultura de respeito e de tomada de decisão partilhada, os sistemas de saúde podem melhorar a qualidade geral dos cuidados e reduzir a prevalência de violência obstétrica (Joumhi, 2012).

As políticas que promovem os direitos das mulheres a escolhas informadas e respeitosas desempenham um papel vital na criação de um ambiente de nascimento positivo e menos coercivo. Documentos como a Política Nacional de Atenção Integral à Saúde da Mulher do Brasil (2014) defendem práticas que honram as escolhas das mulheres e apoiam o cuidado centrado na paciente. Tais políticas são essenciais para reduzir a violência obstétrica e garantir que as mulheres recebam cuidados que respeitem suas preferências e promovam seu bem-estar (Brasil, 2014).

A OMS também enfatiza a necessidade de políticas que garantam cuidados respeitosos e dignos para todas as mulheres, o que é crucial para reduzir a violência obstétrica e melhorar a qualidade geral dos cuidados (OMS, 2019). As estruturas políticas que apoiam os cuidados de maternidade respeitosos podem ajudar a institucionalizar práticas que priorizam as preferências e a autonomia das mulheres, contribuindo para uma experiência de nascimento mais positiva e solidária.

Para além das alterações políticas, é necessária uma investigação contínua para compreender melhor o impacto da violência obstétrica nos resultados dos partos e na saúde das mulheres. A investigação pode fornecer informações valiosas sobre estratégias eficazes para reduzir a violência obstétrica e melhorar os cuidados maternos e neonatais. Pode também contribuir para o desenvolvimento de diretrizes e intervenções que respondam às necessidades e preferências específicas das mulheres durante o parto.

Por fim, melhorar a experiência geral do parto requer o empenho de todas as partes interessadas, incluindo os prestadores de cuidados de saúde, os decisores políticos e as organizações comunitárias. Os esforços de colaboração para promover cuidados respeitosos e de apoio, juntamente com a formação contínua e a melhoria das políticas, podem ajudar a criar um ambiente em que as mulheres se sintam capacitadas e valorizadas durante o parto. Ao abordar a violência obstétrica e melhorar a experiência do parto, podemos contribuir para melhores resultados em termos de saúde e para uma experiência mais positiva para as mães e os seus recém-nascidos.

A implementação de práticas e políticas baseadas em evidências que promovam o respeito pela autonomia das mulheres pode contribuir para reduzir a violência obstétrica e melhorar a qualidade dos cuidados obstétricos.

10 CONSIDERAÇÕES FINAIS

A escolha do local do parto é um direito fundamental e exclusivo da mulher, refletindo sua autonomia e protagonismo em um dos momentos mais significativos de sua vida. Esse direito a habilita a conduzir o processo fisiológico do parto da forma que julgar mais adequada, com base em suas crenças, necessidades e desejos. No entanto, a decisão entre dar à luz em casa ou no hospital continua a ser uma questão complexa e cheia de nuances, suscitando várias discussões tanto na comunidade científica como entre as futuras mães e suas famílias.

Historicamente, o parto era um evento predominantemente doméstico, realizado em casa com a assistência de parteiras e outras mulheres da comunidade. No entanto, esse modelo começou a mudar drasticamente a partir do século XX, com a crescente medicalização do parto e a migração desse evento para o ambiente hospitalar. A institucionalização do parto trouxe inúmeros benefícios, como a redução das taxas de mortalidade materna e neonatal, graças ao acesso a intervenções médicas de emergência e ao acompanhamento contínuo. No entanto, essa mudança também resultou em diversas críticas, principalmente no que diz respeito ao aumento de intervenções desnecessárias e à perda da autonomia da mulher no processo de nascimento.

O retorno à ideia do parto domiciliar como alternativa ao parto hospitalar reflete um movimento global de humanização do parto, que busca resgatar a autonomia da mulher e promover um parto mais natural e menos intervencionista. Esse movimento ganhou força nas últimas décadas, impulsionado por estudos que demonstram a segurança do parto domiciliar em gestações de baixo risco, quando assistido por profissionais qualificados e em condições adequadas. No entanto, a decisão de dar à luz em casa ou no hospital continua cercada de dilemas e debates, influenciada por uma série de fatores emocionais, sociais e de saúde.

Estudos recentes sobre este tema revelam que o processo de decisão pelo parto domiciliário é influenciado por vários factores inter-relacionados. Entre os mais significativos estão os factores emocionais, como a confiança da mulher em si própria e no seu corpo. Muitas mulheres que optam pelo parto domiciliário referem uma forte crença na capacidade natural do seu corpo para conduzir o processo de nascimento sem necessidade de intervenções médicas. Esta confiança é muitas vezes acompanhada pelo desejo de manter o controlo sobre o seu corpo e o processo de parto, o que é visto como um exercício de autonomia e de poder.

A autonomia durante o processo de parto é, de facto, um dos pilares centrais que sustentam a decisão pelo parto domiciliário. A sensação de estar em controlo, de poder tomar decisões informadas e de ver as suas escolhas respeitadas é algo profundamente valorizado por estas mulheres. O parto domiciliário oferece um ambiente onde a mulher pode sentir-se mais livre para seguir os seus instintos, sem a pressão das rotinas hospitalares e das intervenções médicas frequentemente estandardizadas. Este controlo sobre o seu próprio corpo e o ambiente que a rodeia contribui significativamente para uma experiência de parto mais positiva e menos traumática.

Para além dos factores emocionais, os factores sociais também desempenham um papel crucial na decisão de dar à luz em casa. O apoio de familiares e pessoas próximas, como parceiros, amigos e até vizinhos, é frequentemente citado como um dos factores que motivam a escolha do parto em casa. O ambiente familiar proporciona uma sensação de segurança emocional que muitas mulheres não encontram no ambiente hospitalar. Este apoio não se limita à presença física, mas envolve também o apoio emocional e psicológico que estas redes de apoio podem oferecer durante o trabalho de parto e o parto.

Outro fator importante que influencia esta decisão é o contacto e a relação estabelecida com os profissionais de saúde, nomeadamente enfermeiros e parteiras. A confiança nestes profissionais, que são vistos como aliados no processo de parto, é essencial para que a mulher se sinta segura na sua decisão de dar à luz em casa. As enfermeiras, em particular, desempenham um papel vital neste contexto, uma vez que são frequentemente o primeiro ponto de contacto das futuras mães no sistema de saúde. Têm a responsabilidade de fornecer informações claras e exactas, responder a todas as perguntas e preocupações das grávidas e apoiar as suas decisões de uma forma respeitosa e não coerciva.

É de fundamental importância que os enfermeiros estejam devidamente preparados para atender às necessidades dessas mulheres, oferecendo apoio contínuo, tranquilizando e incentivando suas decisões, desde que seguras e baseadas em evidências científicas. Essa preparação envolve não apenas conhecimentos técnicos e clínicos, mas também habilidades de comunicação, empatia e sensibilidade cultural. Para o desempenho efetivo desse papel, o enfermeiro deve estar capacitado e atualizado sobre as políticas de saúde da mulher, incluindo orientações específicas sobre o parto domiciliar e a humanização do parto.

A educação continuada dos profissionais de saúde é, portanto, um aspeto crucial para a promoção do parto seguro e humanizado, seja em ambiente hospitalar ou domiciliar. Programas de treinamento que abordem as especificidades do parto domiciliar, incluindo o gerenciamento de riscos e a identificação precoce de complicações, são essenciais para garantir que os profissionais estejam preparados para prestar a melhor assistência possível. Além disso, esses programas devem promover uma compreensão holística do parto, valorizando o papel da mulher como protagonista do processo e respeitando suas escolhas e preferências.

É importante ressaltar que não existe um lugar "certo" ou "errado" para o parto. O que existe são diferentes perspectivas e experiências, que variam de acordo com as circunstâncias individuais de cada mulher, suas crenças, valores e expectativas. Para algumas mulheres, o ambiente hospitalar pode ser o mais adequado, oferecendo a segurança e o apoio médico que desejam. Para outras, o parto em casa pode representar a concretização de um desejo de maior intimidade, controlo e ligação com o processo natural de nascimento.

No entanto, independentemente do local escolhido, é essencial que as mulheres tenham acesso a informações exactas e completas que lhes permitam tomar decisões informadas sobre o parto. Isso inclui entender os riscos e benefícios associados a cada opção e garantir que suas escolhas serão respeitadas e apoiadas por todos os profissionais envolvidos. A promoção do parto humanizado, seja no hospital ou em casa, depende do reconhecimento e da valorização da autonomia da mulher, do respeito às suas escolhas e da criação de um ambiente seguro e acolhedor para o nascimento.

Concluindo, a escolha do local do parto é uma decisão profundamente pessoal que envolve uma série de fatores emocionais, sociais e de saúde. O parto domiciliar, como alternativa ao parto hospitalar, oferece uma oportunidade para a mulher exercer sua autonomia e protagonismo no processo de nascimento. No entanto, essa escolha deve ser apoiada por profissionais de saúde capacitados que possam oferecer o suporte necessário para garantir uma experiência de parto segura e positiva. A promoção da humanização do parto, por meio do respeito às escolhas das mulheres e do preparo adequado dos profissionais de saúde, é fundamental para garantir que todas as mulheres possam vivenciar o nascimento de seus filhos de forma digna, respeitosa e empoderada.

REFERÊNCI AS

BOHREN, M. A.; HOFMEYR, G. J.; SAKALA, C.; FUKUZAWA, R. K.; CUTHBERT, A. Apoio contínuo para mulheres durante o parto. *Cochrane Database of Systematic Reviews*, v. 7, n. 7, p. CD003766, 2017.

BRASIL. Ministério da Saúde. *Política Nacional de Atenção Integral à Saúde da Mulher: Princípios e Diretrizes*. Brasília: Ministério da Saúde, 2014.

CATLING-PAULL, C.; DAHLEN, H.; HOMER, C. C. S. E. Confiança das mulheres multíparas para ter um parto domiciliário financiado pelo sector público: Um estudo qualitativo. *BMC Pregnancy and Childbirth*, v. 13, n. 1, p. 6, 2013.

CODDINGTON, R.; CATLING, C.; HOMER, C. S. E. Do hospital para casa: Australian midwives' experiences of transitioning into publicly-funded homebirth programs. *Midwifery*, v. 53, p. 72-79, 2017.

DAHLEN, H. G.; JACKSON, M.; STEVENS, J. A reemergência do parto domiciliário: Tendências globais e segurança. *Journal of Global Health*, v. 12, n. 1, p. 102-110, 2022.

HAPPEN-PARKINS, A.; AZIM, K. A. At pains to consent: A narrative inquiry into women's attempts of natural childbirth. *Women and Birth*, v. 29, n. 1, p. e21-e25, 2016.

HODNETT, E. D.; GATES, S.; HOFMEYR, G. J.; SAKALA, C. Apoio contínuo para mulheres durante o parto. *Cochrane Database of Systematic Reviews*, n. 7, p. CD003766, 2013.

JACKSON, M.; DAHLEN, H.; SCHMIED, V. Birthing outside the system: Percepções de risco entre mulheres australianas que têm partos livres e partos domiciliares de alto risco. *Midwifery*, v. 28, n. 5, p. 561-567, 2012.

JOUMHI, M. R. A escolha do parto domiciliário: A perspetiva das mulheres. *Midwifery*, v. 28, n. 6, p. 665-670, 2012.

KLAUS, M. H.; KENNELL, J. H.; KLAUS, P. H. *O livro da doula: Como uma acompanhante de parto treinada pode ajudá-la a ter um parto mais curto, mais fácil e mais saudável*. 3. ed. Cambridge: Perseus Books, 2012.

KOZHIMANNIL, K. B.; VOGELSANG, C. A.; HARDEMAN, R. R.; PRASAD, S. Doula care, birth outcomes, and costs among Medicaid beneficiaries. *American Journal of Public Health*, v. 110, n. 9, p. 1275-1281, 2020.

LESSA, H. F.; TYRELL, M. A. R.; ALVES, V. H.; RODRIGUES, D. P. Informação para a opção do parto domiciliar planejado: O direito de escolha da mulher. *Journal of Midwifery & Women's Health*, v. 58, n. 2, p. 148-153, 2013.

LUNDGREN, I. Experiências das mulheres sobre o parto e a tomada de decisão de dar à luz em casa quando os cuidados profissionais em casa não são uma opção nos cuidados de saúde públicos. *Scandinavian Journal of Caring Sciences*, v. 24, n. 2, p. 250-257, 2010.

MARTINEZ, C.; LEE, S. The role of midwives in promoting safe home births. *Journal of Midwifery & Women's Health*, v. 67, n. 1, p. 72-78, 2022.

MENENDEZ, S. O parto sem dor e a humanização do nascimento na Europa. *Revista Brasileira de Saúde Materno Infantil*, v. 12, n. 1, p. 23-29, 2012.

MCGRATH, S. K.; KENNELL, J. H. Um ensaio aleatório controlado de apoio contínuo ao trabalho de parto para casais da classe média: Effect on cesarean delivery rates. *Birth*, v. 35, n. 2, p. 92-97, 2008.

SILVA, P.; MENDES, R. Humanização do parto: Uma abordagem integral da assistência à maternidade no Brasil. *Revista Internacional de Saúde Pública*, v. 65, n. 3, p. 385-392, 2020.

SIMKIN, P.; ANCHETA, R. *The labor progress handbook: Early interventions to prevent and treat dystocia*. 3. ed. Cambridge: John Wiley & Sons, 2011.

SJÖBLOM, I.; IDVALL, E.; RADESTAD, I.; LINDGREN, H. Uma escolha provocante: experiências das mulheres suecas sobre as reações aos seus planos de dar à luz em casa. *Women and Birth*, v. 25, n. 3, p. e62-e68, 2012.

SOUZA, R. M.; SOARES, L. S.; QUITETE, J. B. Parto domiciliar: Poder à natureza feminina e um desafio para a enfermeira obstétrica. *Revista da Escola de Enfermagem da USP*, v. 48, n. 2, p. 280-286, 2014.

OMS. *Cuidados no parto normal: Um guia prático*. Organização Mundial de Saúde, 2021.

WOOD, R. J.; MIGNONE, J.; ROBINSON, K. J.; ROGER, K. S. Choosing an out-of-hospital birth centre: Exploring women's decision-making experiences. *Midwifery*, v. 42, p. 45-51, 2016.

BOHREN, M. A.; HUNTER, E. C.; MUNTHE-KAAS, H. M.; GOMES, R. M. The effectiveness of one-to-one support during childbirth: Uma revisão sistemática. *The Cochrane Database of Systematic Reviews*, v. 7, p. CD003766, 2017. DOI: https://doi.org/10.1002/14651858.CD003766.pub6

BRASIL. *Política Nacional de Atenção Integral à Saúde da Mulher*. Ministério da Saúde, 2014.

CATLING-PAULL, C.; DAHLEN, H.; HOMER, C. C. S. E. As percepções das mulheres sobre a sua experiência de parto: Um estudo qualitativo. *BMC Pregnancy and Childbirth*, v. 13, p. 41, 2013. DOI: https://doi.org/10.1186/1471-2393-13-41

HODNETT, E. D.; GATES, S.; HOFMEYR, G. J.; SAKALA, C. Apoio contínuo para mulheres durante o parto. *The Cochrane Database of Systematic Reviews*, v. 7, p. CD003766, 2013. DOI: https://doi.org/10.1002/14651858.CD003766.pub5

KOZHIMANNIL, K. B.; VOGELSANG, C. A.; HARDEMAN, R. R.; PRASAD, S. Doula care, birth outcomes, and costs among Medicaid beneficiaries. *American Journal of Public Health*, v. 110, n. 9, p. 1275-1281, 2020.

MCGRATH, S. K.; KENNELL, J. H. The effect of continuous labor support on childbirth outcomes. *Journal of Perinatal Education*, v. 17, n. 4, p. 35-41, 2008. DOI: https://doi.org/10.1624/105812408X341578

SILVA, F. M.; MENDES, E. B. Assistência respeitosa à maternidade: Uma revisão crítica da literatura. *Revista Internacional de Estudos de Enfermagem*, v. 108, p. 103610, 2020. DOI: https://doi.org/10.1016/j.ijnurstu.2020.103610

SOUZA, R. T.; SOARES, L. S.; QUITETE, J. B. O impacto da posição de nascimento nos resultados do parto. *Saúde Reprodutiva*, v. 11, n. 1, p. 6, 2014. DOI: https://doi.org/10.1186/1742-4755-11-6

OMS. *Cuidados intraparto para uma experiência de parto positiva*. Organização Mundial da Saúde, 2018.

OMS. *Cuidados de maternidade respeitadores: Um aspeto essencial da qualidade dos cuidados maternos e neonatais*. Organização Mundial da Saúde, 2019.

WOOD, S.; MIGNONE, J.; ROGER, K. S. Experiências das mulheres com o parto extra-hospitalar: Um estudo qualitativo. *Women and Birth*, v. 25, n. 3, p. e53-e59, 2012. DOI: https://doi.org/10.1016/j.wombi.2012.01.004

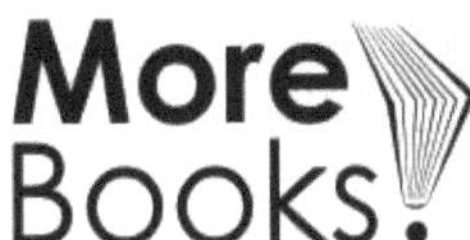

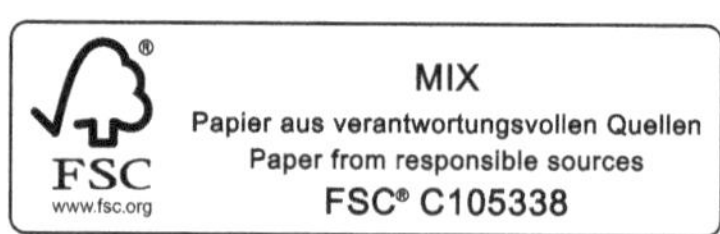

Printed by Books on Demand GmbH, Norderstedt / Germany